當父母罹癌時

照護、溝通、醫療、心理狀態……
40歲子女應該要懂的人生中場功課。

山口建 著　蔡麗蓉 譯

親ががんになったら読む本

目錄

推薦序

一同面對，傾聽溝通

一人罹患癌症，不是一個人的事，而是全家人的事。尤其是年邁的父母罹癌時，更是全家需要一起面對的重大事件。

在幾個世代之前，由於當時的人普遍只有接受基礎教育，甚至沒有接受教育，所以若是年邁的父母罹癌，中年的兒女總是擔憂父母承受不了，甚至出現利他行為的自殺舉動，因此不願意讓醫師告訴年邁的父母病情。

沒有真實的告知，也就沒有真正的溝通，最後總會發生許多遺憾的結局。然而，當我們進入到二十一世紀，現在的老年世代都普遍曾經接受過中高等教育，也幾乎都會使用智慧型手機，上網與參與網路群組更是日常生活的一部分。

因此，當年邁的父母罹癌時，兒女自然就不可能再以過去幾個世代前的方式來協助父母面對癌症。

身為台灣心理腫瘤醫學界的倡議者與安寧緩和醫療的實踐者，近年來我一直很在意年邁父母罹癌，家中的子女該如何面對與幫助的議題。二〇一五年，在國民健康署的支持下，我曾經與當時的邱淑媞署長一起拍了病情告知的廣告，希望兒女讓父母能夠自己知道病情，才能真正全家一起面對這樣困難的狀態。

今年，我也與三軍總醫院蔡惠芳社工師一起寫了一本同樣議題的書。當我收到采實文化邀請，為《當父母罹癌時》推薦並寫序文，我非常高興且樂意。雖然我自己也才出一本相同議題的書，但是這樣的書籍在台灣，甚至在華人圈，真的是少之又少，而且本書是翻譯自日本的著作，同樣是東方文化背景，也非常有參考閱讀的價值，因此我很願意推薦這樣的好書。

醫療的進步，讓癌症變成一種慢性疾病，但我們對罹癌的恐懼並沒有改變太多。當年邁的父母罹癌，不知如何是好，或是希望參考別人經驗與意見的兒女們，《當父母罹癌時》絕對可以讓你得到方向。

亞太心理腫瘤學交流基金會董事長
馬偕紀念醫院精神醫學部／安寧療護教育示範中心主任
方俊凱醫師

前言
癌症時代的來臨

現今每二人就有一人被診斷出癌症，我們儼然生活在「癌症時代」。過去癌症被視為「絕症」、「不治之症」，避之唯恐不及。半世紀之前，癌症的確是極具代表性的難症，但在如今這個時代，超過六成的癌症只要能夠早期發現，九成以上都能完全治癒。

只是現在仍有患者深受癌症所造成的症狀，以及伴隨治療所產生的副作用、合併症、後遺症所苦，此外也一直有人因為發現得晚，或是因難以治療的難治癌症而喪命。

本書就是針對照護癌症病患的家屬，尤其是父母罹癌的家屬所推出。我認為對於照顧癌症患者的家屬而言，最重要的一件事，就是理解患者內心的想法。但是當平日親子感情疏遠時，想要理解父母內心的想法絕非容易之事。因此本書竭盡全力用心網羅過去十幾年來超過一萬名患者的煩惱及問題，以具體的文字為大家進行解說。如能體察癌症患者的內心想法，就能有效地相互溝通。

再者癌症治療需要患者、家屬與醫護人員之間的通力合作，因此患者及家屬可透過本書內容了解癌症治療的步驟以及高齡者癌症的治療方式，讓患者及家屬得以與醫師及醫護人員取得良好溝通。

期盼各位讀者藉由本書所獲得的資訊，促使與恐懼不安奮戰的患者、負責照護的家屬，以及致力治療患者的醫護人員，三方之間能夠形成「心與心的對話」。

父母罹癌後的一舉一動，也正是數十年後子女的寫照。除了感嘆罹癌後的生活「不好過」、「很痛苦」、「不容易」之外，建議大家不妨將父母視為人生的前輩，當作他們正在與你面對面分享人生經驗，進而從中學習。

序言

診斷當下患者與家屬的心境

被診斷出癌症的當下，患者及家屬都會陷入「腦袋一片空白，眼前為之一暗」。今後許多罹患癌症的人，往往不曾經歷過戰爭，所生存的現代社會，也幾乎已經擊退類似結核病這種在過去會不斷奪取年輕人性命的感染症。然而「罹患癌症」這件事仍會帶給人「不治之症」的強烈印象，因此總會讓人產生面臨「人生最大危機」的恐懼。

事實上，患者必須在毫無癌症相關知識及經驗的情形下，開始正視悠關生死的癌症疾病。理應備受信賴的醫師及醫護人員，一開始卻距離遙遠（難以親近、不容易溝通），也無法理解醫師及醫護人員的說明，感到手足無措。經過這段混亂時期，心情終於平靜下來後，接下來又會開始遭受不安、恐懼、憤怒、後悔等情緒所襲擊，此外對家人的顧慮也會在腦海湧現。

像這種時候，不能讓患者一個人去面對癌症這種疾病與醫護人員，倘若家屬能夠陪伴在側，縱使無法達到百分之百的理解程度，至少患者還能堅強以對。站在醫師的立場而言，醫護人員在說明時，除了患者本人之外，家屬如能保持更加冷靜的態度在旁陪同的話，可避免造成重大誤解，整理出可以理解與無法理解的部分，才有機會找到其他治療的可能。

基本上患者也有自尊的問題，有時並無法對家屬敞開心胸。親子之間更是如此。父母可能會告訴孩子他辦不到，有些人還會在個性影響下，說出一些令人無法置若罔聞的事情。醫護人員可以在勤務時間內視之為工作予以應對，但是家屬必須二十四小時持續面對這種狀況，老實說，這種狀態可是非常折騰人的。

患者可能會思緒混亂，因而說出一些不合理的話。不管是否會發生這樣的情形，皆須執守不加以肯定也不加以否定的立場，秉持誠心接受患者內心混亂的態度，有時就能減輕家屬的負擔。

「愛」這個字，也能讀解成「接受一顆心」。家屬面對罹癌患者的態度，切記就是接受患者的內心想法，也就是「愛護患者」。

現實人生故事有別於電視連續劇情節

過去我曾接觸過許多患者及家屬，患者依賴並感謝家屬，家屬為患者奉獻一切的情形，事實上並不多見。雙方在日常生活中，大多懷抱著很深的情感糾結，絕對無法像電視連續劇演的如此順遂。

患者會希望「家人多為自己犧牲奉獻」，家屬則不想「犧牲太多來支持患者」。雙方彼此之間往往心懷不平、不滿，只能靠「家人情感」作支撐，克服重重難關。

其中不少患者容易深思遠慮，表明不想造成配偶及子女的困擾，甚至不打算與家屬分享醫療訊息。像這種時候，我有時也會建議患者，「罹癌後想法可以自私一些」，好讓他們打開心房。

在治療的過程中，必定會出現非得借助近親一臂之力的情形。無依無靠的患者則另當別論，住院時醫院都會記錄下近親的姓名、住址，要求提供各式文件，也會視需求委請家屬處理患者無法經手的手續，以及說明患者的病況等等。因此患者與家屬有必要共享訊息。

下頁將依循診療步驟，列表說明患者的內心動盪變化。

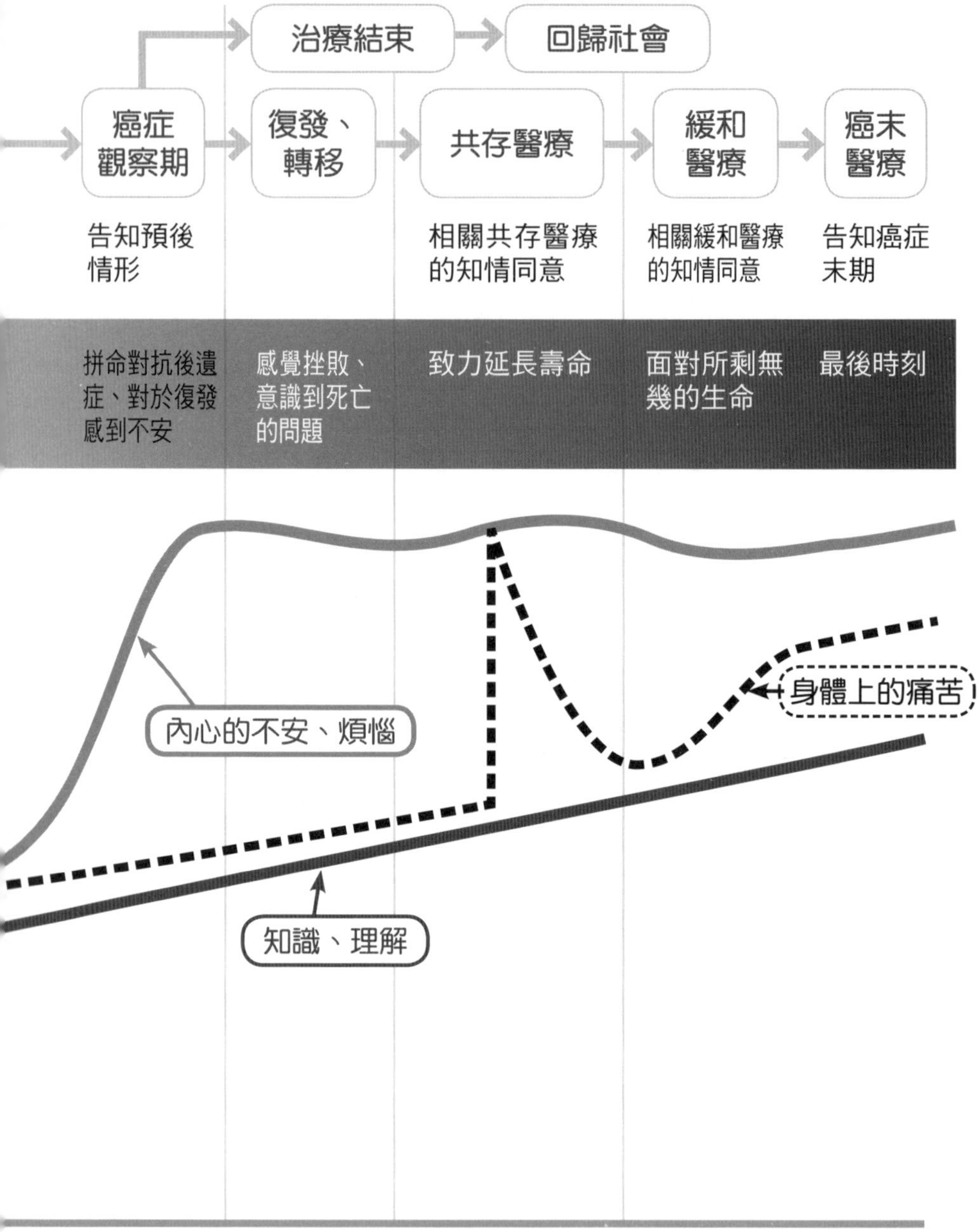

後遺症的不適	感覺挫敗	身處絕望之中感覺痛苦	喪失生存意義	接受死亡
對復發感到不安	絕望感	對生存下去的執著	放棄	整理身邊事物
思考生存價值	意識到死亡問題	正視死亡的問題	混亂	對家人的顧慮
價值觀的轉變	否認	自暴自棄	抑鬱	
抑鬱	抑鬱	抑鬱	孤獨感	
	不相信	孤獨感	疏遠感	
		疏遠感		

當父母罹癌時 18

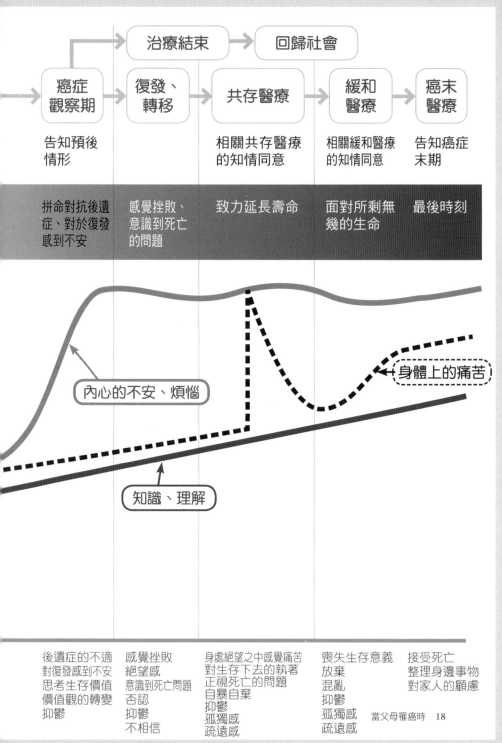

癌症診療過程中，患者的不安與煩惱

診療流程	懷疑 →	告知診斷結果 →	著手治療以治癒疾病 →
醫師說明	懷疑罹患癌症	告知罹患癌症	相關治療的知情同意
患者的心情	不安之中感到手足無措	面臨人生最大的危機	不顧一切努力奮戰

並非所有的患者都會歷經這張圖表上的全部過程，許多患者在度過癌症觀察期後就會治癒，但是其中有些也會復發、轉移。

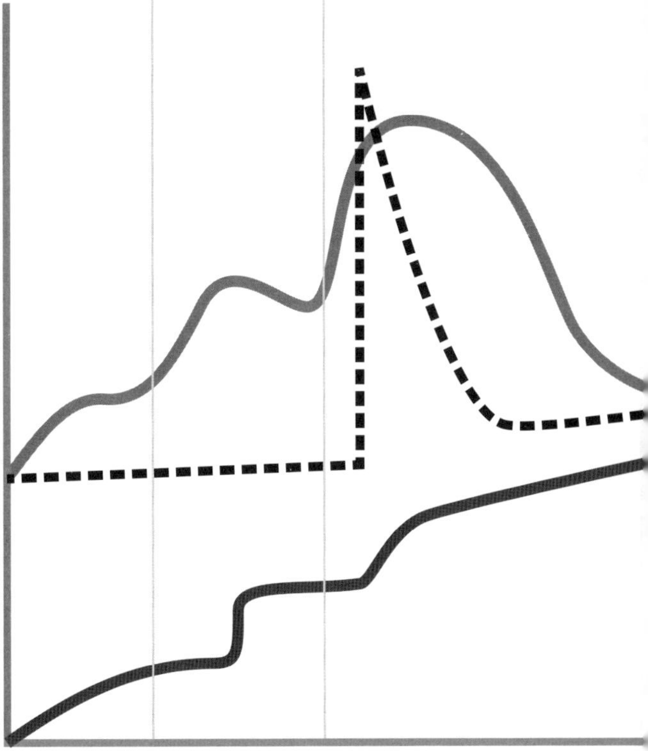

否定、不安的情緒相互交錯	混亂 恐懼 不安 憤怒 後悔 對家人的顧慮	害怕 膽怯 無法理解 不相信 感嘆生命隨時消失 對醫療感到不安	孤獨感 疏遠感 不自由 痛苦

鼓起一點勇氣，以免徒留悔恨

患者與家屬之間存在著理不清的情感糾結，因此最好能夠擁有共同的目標，而「避免徒留悔恨」就是其中一個目標。

若在癌症早期，不會出現任何副作用、合併症、後遺症，大部分在短期間即可治癒的情況下，並不需要想得太過嚴重。

反觀若在癌症中期，雖然可能治癒，但卻無法避免後遺症，恐會影響未來生活品質時，或是癌症無法治癒，必須面臨生死交關的問題時，無論是患者或是家屬，很多人難免會後悔過去在許多方面對於癌症所做的處置。

譬如說，「早知道就不抽菸了」、「早知道就去做癌症篩檢」、「出現症狀當下就該馬上去醫院檢查」、「選錯了醫院、醫師，或許應該聽從家人建議到大一點的醫院看診」、「之前不該選擇醫師建議的選項當中負擔最輕的治療方式」等等，這些都是癌症難以治癒的患者及家屬，經常掛在嘴邊感到後悔的事情。

像這些後悔言論，一部分雖然是真心話，但其實縱使選擇了不同的選項，結果大多不會有所改變。所以醫師已經習以為常，只要他們向患者說明「哪怕選擇其他選項，結果還是不會有所轉變」，通常患者就能接受這個說法，內心也會獲得安慰。對於患者及家屬而言，他們也發現到，對自己過去的決定感到後悔，還有老是感到悔恨這件事，只會導致自己徒增內心痛苦。

因此，哪怕情況已經演變到非常嚴重的狀態，切記應從當下開始，努力避免徒留悔恨。這時候所做的努力，並不會為時已晚。

接受癌症治療時會面臨許許多多的狀況，此時會建議患者及家屬務必去進行的事情，就是努力避免徒留悔恨。

有各種例子可供大家參考，例如「當身體狀況不佳時，感覺應馬上付諸行動的話，家屬也要在背後鼓勵患者付諸行動」、「不知道如何選擇時，應尋求第二意見」。此時迫切需要的，就是「鼓起一點勇氣」。別再出現一般人常見的顧慮，比方說「醫生看起來在忙，所以不在診療日以外的時間打擾，以免對醫師不好意思」等等，請鼓勵患者想做什麼就做什麼，而且家屬也要拿出勇氣來。

萬一最終結果仍不盡理想，也相信患者會感謝大家：「雖然我還不想死，但是看樣子這一天還是來了。感謝醫師及護理師的照顧，讓我不會感到特別痛苦，家人也都為我努力過了，我心無悔恨。」而家屬也能自我安慰：「雖然希望患者能活久一點，但終究無法如願，不過幸好能夠沒有痛苦地像平時一樣走到最後一刻，安詳地迎接死亡。」

第 1 章

體察父母罹癌後的心情

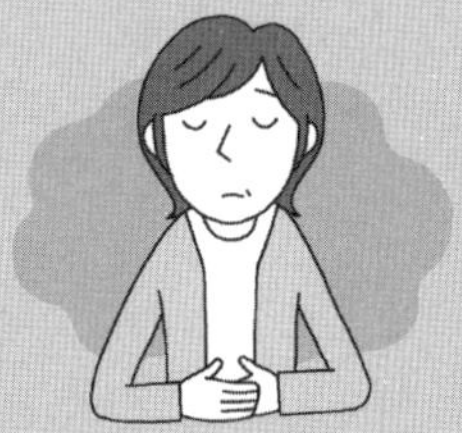

體察被診斷罹癌時的內心震盪

內心震盪具有共同傾向

當父母被診斷出癌症時，除了本人之外，家屬應該也會遭受強烈衝擊。為了因應這種狀況，家屬以及周遭親友，切記應事先理解患者在遭遇癌症這種重大事件後內心的震盪，而且應支持患者保持平穩靜定的心情面對疾病。

我從十幾年前開始，便走訪過各個地區，提供「癌症萬事通出診服務」，聆聽曾經罹癌者的煩惱。此外從靜岡癌症中心「癌症萬事通辦公室」所收到的意見回饋，也能聽得見患者內心的吶喊。

從這些為數眾多的第一線反應，再加上過去透過研究所得知的事實，統整歸納之後，發現患者罹癌後內心所出現的震盪都有共同的傾向。

被診斷出癌症時「腦袋一片空白」

第一次得知自己罹患癌症時，許多患者形容自己「腦袋一片空白」。不少患者都會回憶當時的衝擊有多強烈，比方說「腦海中會出現一道閃光，所有的電源都被關閉了」，或是「離開醫院回家時，竟搭上反方向的電車」、「把行李遺忘在某個地方，然後完全不記得自己去過哪裡」等等。

當自己明白事情的嚴重性，作好心理準備好以面對重大危機後，據說很多人都會如同上圖所示一般，出現這樣的內心震盪。

一開始的兩三天，就好像內心幾乎沒有心理準備，便毫無防備地被雷打到一般，須面對「人生最大的危機」，這段時期會十分恐慌，也被稱作「衝擊期」。

許多患者由於沒有自覺症狀，原以為「自己很健康」，沒想到竟然「身體某處出現癌症，自己的生命遭受威脅」，因此很難接受這之間的落差，有時甚至會「否認」事實，認為「自己不可能會得癌症」、「一定有哪個環節出錯了」。這都

許多癌症患者會經歷的內心震盪

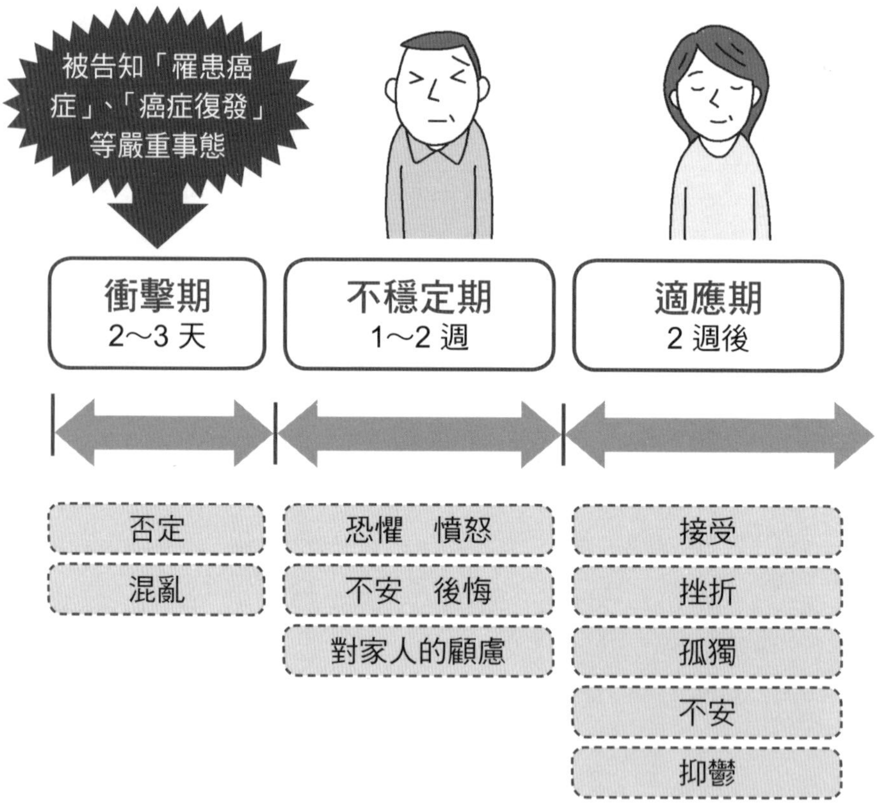

是為了保護身體避免衝擊的防禦反應。

即便在家屬等周遭人眼中看似冷靜，但在本人內心卻正刮起一陣狂風暴雨。有些人會用理性隱藏衝擊的陰影，採取害怕恐懼的本能行為。

哪怕度過了一開始的混亂時期，想要冷靜看待罹癌事實，但是各種想法還是會時而浮現時而消失，動搖內心。比方說會出現「憤怒」情緒，認為「自己明明沒做什麼壞事，為什麼卻會罹患癌症」，也會出現「恐懼」及「不安」情緒，擔心「疾病不知會如何進展？治療會不會很痛苦？能不能治癒？會不會死？」甚至會對過去的生活習慣或不曾接受癌症篩檢的事情感到「後悔」，更會摻雜「對家人的顧慮」，思索家人今後的生活等等，這段期間也稱作「不穩定期」。

這種狀態持續一至兩週後，許多患者就會開始接受現在發生的事情。設法解決眼前的狀況，開始找尋方法以實現新的目標，這段時間便稱作「適應期」。

另一方面，有時也會因為挫折感、孤獨、對未來感到不安等因素，導致心情沮喪，陷入憂鬱狀態。雖然可以獲得醫護人員以及家屬等周遭親友的支持，稍微找回冷靜面對的勇氣，但有時悲觀的想法，以及打消悲觀想法的樂觀情緒會瞬息萬變，不穩定的情緒也會一直存在。

有些患者還會表現出「坐立難安，心情無法平靜下來」、「彷彿在乘坐雲霄飛車一般」的狀態。這種心情上的動盪起伏，屬於面對癌症這種疾病時的正常反應，每個患者或多或少都會出現。

持續影響日常生活時須尋求專家協助

許多患者大致在兩週時間內（因人而異），就能重回正常的生活軌道，打起精神投入治療與癌症抗戰。但在另一方面，有某些人則會持續出現一些適應障礙而影響到日常生活，或是一直陷入憂鬱狀態。

「無法思考，無法集中精神」、「不想和任何人說話」、「睡不著」、「沒有食

面臨重大壓力後內心回復的情形

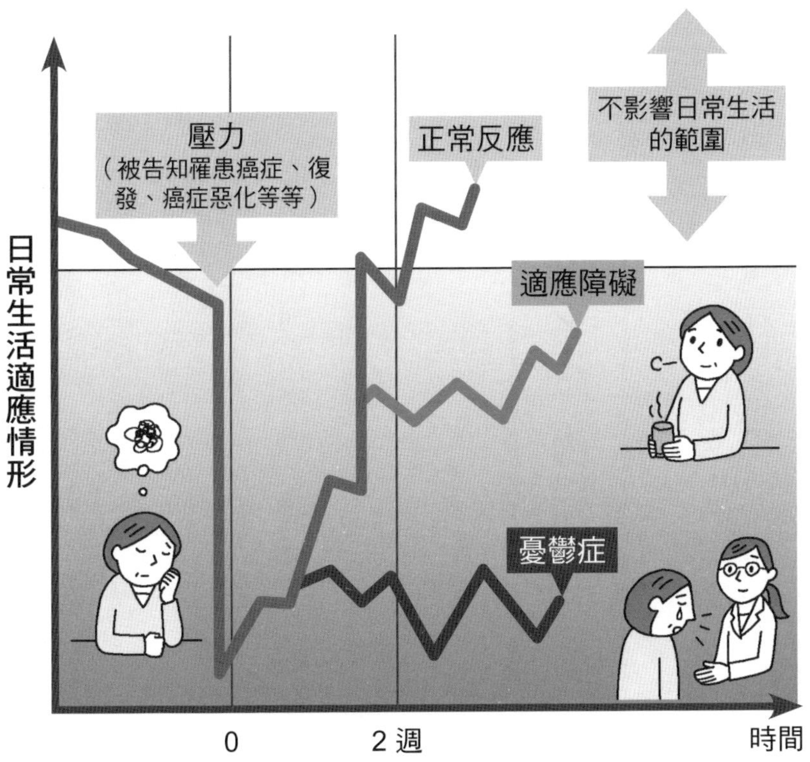

資料來源：日本國立癌症研究中心
例如被診斷出癌症，承受重大壓力時，心情嚴重沮喪屬於自然反應。只要經過兩週時間，就能設法重回正常的生活軌道。長時間持續影響日常生活時，須向心理專家求診。

欲」……。當上述這些症狀持續長達好幾週的時候，便有可能出現憂鬱症或適應障礙，因此可考慮向心理專家（精神腫瘤科醫師、心理醫師、精神科醫師、臨床心理師、心理治療師、精神科護理師等等）諮詢。

借助專家的力量，可使症狀改善，緩解心理苦痛。假使患者排斥的話，也能向主治醫師、心理治療師、社會福利工作人員、設置於癌症診療合作據點醫院的「諮詢服務中心」等處洽談。倘若家屬也能陪同的話，患者會感到更有信心。

萬名癌症患者調查，了解患者真正的煩惱！

自十幾年前開始提倡的「癌症社會學」

被告知罹患癌症之後，患者及家屬會面臨各種煩惱及問題。我自十幾年前開始便在思索這個問題，**今後的癌症醫療，不能單純只治療癌症，除了治癒患者之外，也須達到各方面的考量**。應該視患者為「正在治療癌症的社會一份子」，因此我才會提倡「癌症社會學」，以期醫護人員及社會能理解癌症患者的煩惱，支援患者及家屬的生活。

這個概念的靈感來自於「癌症生存者研究」（日本一九九七年以後在厚生勞働省補助金下所完成）。癌症生存者（曾經罹癌者、癌症治癒者）須符合下述條件：①治療後存活時間超過五至十年，被視為癌症已經治癒的人。②治療後未滿五年，處於癌症觀察期中且尚未復發的人。③治療後雖然復發，但仍持續治療且正常生活的人。④病況惡化，狀況嚴重的人。

目前在日本推估約有超過五百萬名「癌症生存者」仍然正常生活著。

為了支援這些癌症生存者，了解每一位患者懷抱著什麼樣的煩惱以及問題，是相當重要的一件事。

四大罹癌煩惱齊發的痛苦

「癌症≠會死」，但不安仍如影隨行

大家公認重要卻無人實施的調查

二〇〇三年日本首次針對全國近八千名癌症患者進行問卷調查，並依據這項調查結果資料，提出了「靜岡區癌症患者及家屬的煩惱與問題」。

調查中詳細地列舉出患者及家屬煩惱的實際狀況，成為全世界第一項相關研究，醫療專家也都認同這是「大家公認重要卻無人實施的調查」。

過去癌症總給人這種疾病最後一定會死亡的感覺，但是近年來隨著醫療科技的進步，超過六成的患者都可期待被治癒。二〇一五年九月由日本國立癌症研究中心所發表的五大癌症（胃癌、大腸癌、肝癌、肺癌、乳癌），五年生存率（診斷出癌症後，經過五年時間仍然生存的比率）平均為百分之六十四點三。

五年生存率雖然會因癌症類型及進展程度而異，但是平均下來每十人當中就有六～七人在治癒後可度過五年的正常生活。此外早期發現早期治療的話，完全治癒的可能性將提高。只是即便在這種情形下，癌症患者仍懷抱著無法向人傾訴的煩惱及問題。當無法接受手術治療，或是復發時，情況會更加嚴重。

因人而異，大不相同的煩惱

現在就來參考一下剛剛發現大腸癌的A小姐，以及接受手術幾年後發現癌症轉移的B小姐個案。

被告知罹患大腸癌的A小姐，過去一直過著與疾病無緣的生活，不曾上過醫院，對疾病的知識也一無所知，當她被告知罹患癌症時，「宛如晴天霹靂，根本不知道該問醫生什麼問題才好」。首先上醫院診療以及被診斷出癌症，這些事情本身就會造成患者負擔。患者會質疑「真的罹患癌症了嗎？會不會是醫師搞錯了？」內心更會湧現「交給目前的醫院、主治醫師好嗎？」這類想法。

此外，過去一直是家庭或工作上的中心支柱，然而來到醫院卻得遵從醫護人員指示，從前的經驗完全派不上用場，難免感覺自己變得好渺小。

當發現心情沮喪的人只有自己時，這樣更令自己備感無助及孤獨。醫師還告知可能得動手術裝設人工肛門，這樣更叫人情緒低落。治療費、家人的事情與今後的生活，同樣令人擔憂不已。

被診斷出大腸癌時的煩惱及問題……以 A 小姐為例

診療上的煩惱

可以放心交給目前的醫院、主治醫師嗎？

身體上的痛苦

沒出現什麼症狀，很難相信真的罹患癌症！

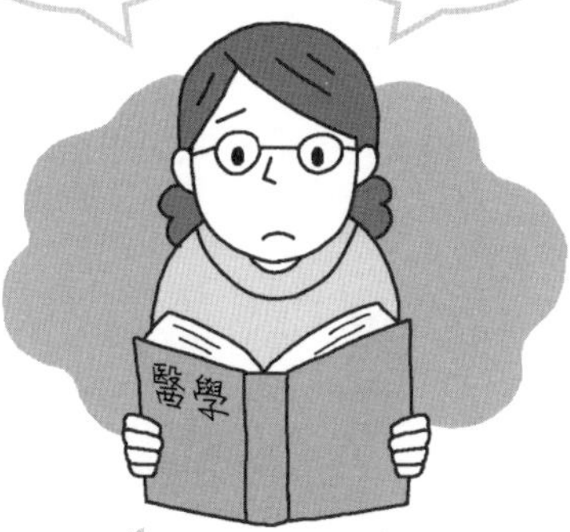

心理上的苦惱

內心充滿不安，很難相信腹部出問題了。

生活上的問題

治療費負擔很大。

大腸癌復發時的煩惱及問題……以 B 小姐為例

診療上的煩惱

難道沒有其他更好的治療方式了嗎？

身體上的痛苦

感到劇烈疼痛，抗癌劑的副作用也很令人難受。

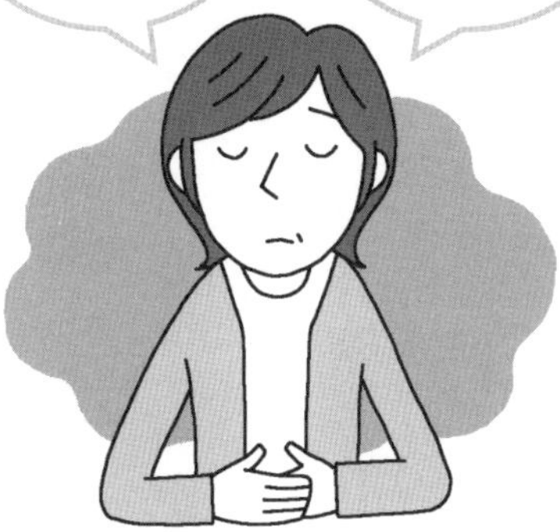

心理上的苦惱

我會不會死？好想再活久一點。

生活上的問題

要是我死了，家人應該會很困擾。

另一方面再來看看被診斷出大腸癌復發，持續接受抗癌劑治療的B小姐，因藥物副作用的關係其至無法進食。由於對於疾病的理解度比起一開始治療時深入許多，導致精神面的負擔變得更大。

起初在治療時，單純以「治療癌症」為目標，接受手術以及提高手術後治癒率的藥物輔助療法等等，撐過了辛苦的治療過程，但是這次醫師卻說「目前使用的藥物如果不見效的話，就要改由緩和醫療科的醫師接手，進行緩解不適的緩和照護了」，讓B小姐陷入絕望的情緒之中。感覺被目前的主治醫師「放棄了」，不信任感也油然而生。痛心「今後沒有多少快樂時光可與子孫共度了」，擔心「死亡時可能會很痛苦」，還有一想到「自己死掉後家人該怎麼辦」、「治療費用昂貴會影響家計」這些生活面無窮無盡的煩惱，就讓她每天夜不成眠。

A小姐與B小姐的煩惱，都非常具有代表性，不過患者每個人的症狀、個性、樂觀或悲觀、有沒有家人的支持，這些因素都會造成不同的影響。

煩惱橫跨診療、身體、心理、生活這四大領域

依據日本「癌症患者的煩惱及問題之相關實態調查」分析患者的回饋意見後，可區分成「診療上的煩惱」、「身體上的痛苦」、「心理上的苦惱」、「生活上的問題」這四大領域。

①診療上的煩惱

包含醫院及醫師的選擇、與醫護人員之間的信賴關係、癌症通知、知情同意及第二意見的處置、病況理解等相關事宜。也常聽見患者反應與醫師、醫護人員之間會出現溝通不順利的情形。

患者剛被診斷出癌症時，一舉一動都必須遵從醫護人員的指示，會感覺與醫院這種特殊的環境格格不入，時常無法理解醫師使用的專業術語。由於「罹患癌症」給人的衝擊太過強烈，因此當醫師說明治療方針時，往往左耳進右耳出，對於無法自己掌控事態發展一事感到煩惱。尤其當癌症惡化導致治療變得棘手，症

狀也變明顯時，會對醫護人員喪失信任感。

②身體上的痛苦

癌症所引發的各種症狀，雖會讓人產生許多痛苦，但在尚未被診斷出癌症時，大部分的患者都不會認為這些症狀是癌症造成的。

開始治療後，患者開始感受的疼痛，絕大多數都是伴隨手術、放射線治療、抗癌劑等藥物治療所出現的副作用、合併症、後遺症帶來的不適。

手術後所形成的傷口疼痛，會持續好幾個月之久，有患者表示即便三年後傷口仍會隱隱作痛。胃癌或胰臟癌手術後，由於會切除腸胃併行吻合術，所以會影響消化系統的機能，容易造成患者無法進食或腹瀉。

乳癌及子宮癌手術後的淋巴浮腫，或是因直腸癌及膀胱癌切除肛門及膀胱後，須取而代之裝設人工肛門、人工膀胱過生活時，都會造成患者負擔。

除此之外，還會因癌症類型出現各式各樣的手術合併症或後遺症。外科醫師雖會為了減少患者負擔盡力縮小手術範圍，但是對於患者來說負擔依舊很大。

伴隨放射線治療所出現的副作用，好比照射部位表面受到強烈陽光照射後的狀態，症狀並不會多麼嚴重。

不過有些人當病變位置旁邊存在重要臟器時，就會造成影響，而會受到後遺症等症狀所苦。

放射線治療後，有時經過幾年還會出現出血或神經異常的情形，可視為末期症狀，必須多加留意。主治醫師都會留意這些情形，設法在進行放射線治療時，盡量降低患者的副作用及後遺症。

抗癌劑、標靶治療藥物、賀爾蒙藥物等藥物治療所產生的副作用，會因所使用的藥劑種類、搭配方式而異。

全部合計起來，共有三十種以上的副作用，最具代表性的幾種，就是血液細胞減少，以及噁心想吐、食欲不振、口內炎等消化器官症狀，還有掉髮及皮膚問題、麻痺等等。

③ 心理上的苦惱

舉凡不安、恐懼、孤獨感、心情沮喪、關於生活方式與生存價值的「生命意義之反思」等等，都是多數患者共同的煩惱。

被診斷出癌症後，對於未來的不安會迎面襲來，感覺死亡如影隨形。經過手術等治療再進入癌症觀察期後，也會擔心復發或轉移的問題。出院後由於不再有醫護人員的日常協助，再加上家人也會以為告一個段落而鬆了口氣，使得患者更加感覺受到孤立，容易心情低落。

甚至有些患者會認為：「手術後不代表結束，而是另一個開始。」當治療不順利時，會對醫師感到憤怒，甚至會發洩在家人身上。有時會對未來感到悲觀，受到強烈孤獨感所襲擊。像這種負面情緒不斷累積，有的人就會出現憂鬱現象。

另一方面，對於「生命意義之反思」，其中就有患者會感覺「自我」與「自尊」受損了。以女性為例，喪失象徵女性特質的乳房、子宮、卵巢等器官後，會因為女性形象受到破壞而感到心痛。

對於過去一直平步青雲的人而言，當意識到無法在工作及家庭上有所貢獻，或是將與家人死別，這也會造成心情低落的主要因素之一。因為過去苦心經營的生活突然崩解，讓人備感無力。

④ 生活上的問題

有關於日常生活上的煩惱，包括家庭及周遭親友的人際關係、醫療費負擔與收入中斷所導致的經濟問題、失去工作的問題等等。

以前像這類的煩惱幾乎與醫護人員無關，須由患者及家屬一肩扛起。但是近來醫護人員也會主動理解這些煩惱及問題，開始努力透過各種形式支持患者。

別以為將這些煩惱與醫護人員訴說也無濟於事，建議患者及家屬不要自己承受，可試著與醫護人員商量看看。

收集正確的資訊

癌症資訊無所不在，例如各種媒體報導、網路訊息或他人的抗癌經歷等等；雖然有些資訊正確，但不適當的資訊佔絕大多數卻是不爭的事實。

媒體報導是經由該媒體單位選擇取捨後的「加工資訊」，並不一定摘錄正確，而網路訊息很多時候未經證實，也容易夾雜民間療法等宣傳行為，造成大眾混淆。他人的抗癌經歷，也許能視為經驗談從中獲得一些幫助，但每一位患者的疾病各不相同，且醫療日新月異，儘管病症相同，也可能因為時間不同而成為過時訊息。符合該名患者狀況的最正確資訊，只有負責診療的醫護人員能夠掌握。感到困擾時，最好先做功課並設法向醫護人員詢問確認。

請鼓起勇氣，詢求醫師診療協助，或在求診時向護理師諮詢。許多醫院也會有社會福利工作人員常駐提供諮詢的服務。

癌症患者的煩惱及問題

1 診療上的煩惱

選擇醫院、信賴關係、
通知、知情同意、第二意見、
溝通、理解不足

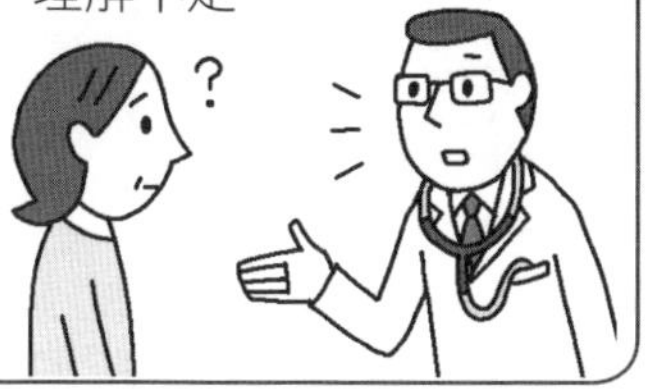

2 身體上的痛苦

疼痛、症狀、合併症、
副作用、後遺症

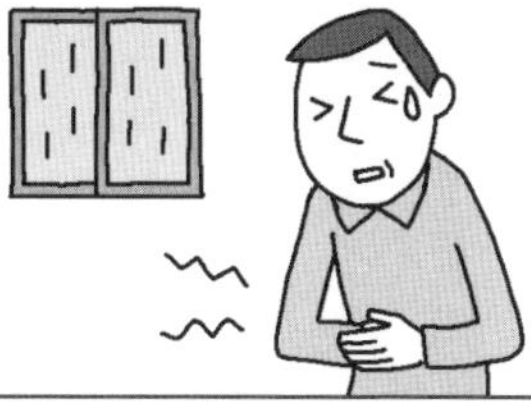

3 心理上的苦惱

不安、恐懼、憂鬱、孤獨
感、生活方式、人生的意義

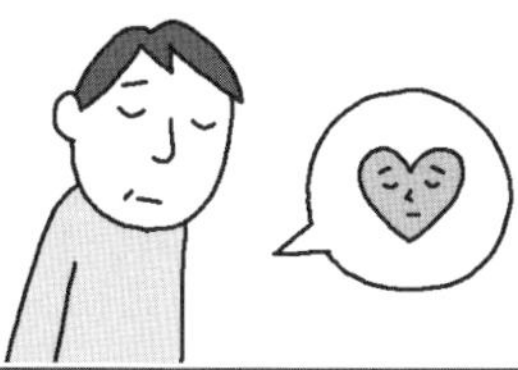

4 生活上的問題

家計、工作、家庭、
人際關係、回歸社會

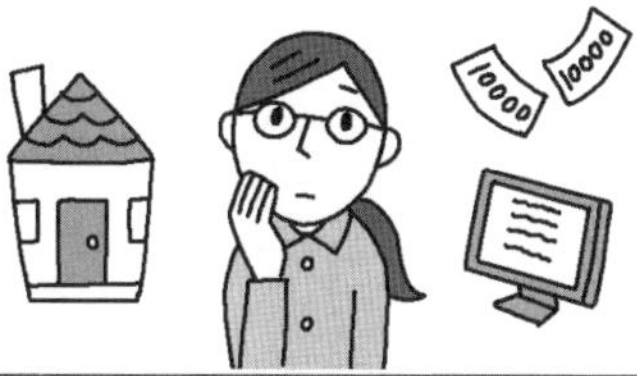

患者的心聲

當父母被診斷出癌症後，子女們應該都會受到極大打擊。未來病況會如何進展、治療要如何進行、看診前需做哪些準備、家屬負擔會不會很大，這些令人擔心的問題無窮無盡。或許也有許多人不知道該向父母說些什麼才好。

另一方面，父母本身可能不會表現出什麼表情或吐露出哪些想法，但是身心應當都受到極大創傷。他們的心情會動搖，恐怕因病況或治療的預期發展而嚴重沮喪，向子女發出悲嘆。

不只是罹癌的事情，今後的生活、工作以及經濟上的不安、對家人的擔心、在社區人際互動上及職場上的應對等等，在努力抗癌這段過程中所衍生的各種問題，對內心所形成的震盪遠超乎家屬所想像。

身為子女總希望父母能打起精神來，但是鼓勵或安慰的話語有時反而只會造成反效果。首先希望子女可以充份理解父母的心情，體察他們的想法，一路陪伴與他們共同面對未來。

究竟在診斷出癌症時，還有在治療中、治療後，患者抱持著什麼樣的想法度日呢？現在就來聽聽患者的真實心聲吧！

害怕復發、轉移，不知道還有剩下多少時間可活

患者的煩惱大致上可區分成「診療上的煩惱」、「身體上的痛苦」、「心理上的苦惱」、「生活上的問題」這四大領域。

其中「心理上的苦惱」（不安等心理層面的問題），便佔了整體煩惱約莫一半的比例。**深入探討當中環節後，發現無論在癌症的哪個階段，最多人對於「復**

發、轉移」感到不安。

此外還有許多因素會造成不安，譬如「對未來感到茫然而心生不安」、「對治療效果、治療期間感到不安」、「擔心是否能完全治癒」、「對副作用感到不安」、「恐懼死亡」等等。

今後自己及家人該如何生活、如何進行治療、能不能治癒、會不會出現副作用、自己還剩多少時間、看不到未來的不安，這些都會讓患者感到煩惱。

由患者的直接回響可讓人聯想得到，他們無法與家屬商量，只能一個人抱頭苦惱的模樣。

一旦被診斷出癌症，各種各樣的想法將掠過心房。即便想拋開這些思緒，獨自一人時，或在寧靜的夜裡，難免都會備受不安折磨。

哪怕只是被主治醫師告知「罹患早期癌症，有望完全治癒」，還是會心有不安。這些都是自然反應。

家屬在察覺父母這樣的心情後，即便找不到方法得以百分之百解決父母的煩

對於復發、轉移感到不安

一輩子都必須活在
「復發」、「轉移」這幾個字的
陰影下。

即便手術過後，也要煩惱是不
是會復發，還有是否能像過去
一樣過日子。

擔心要是復發時
還能選擇哪些治療方式。

被告知癌症轉移後，
一想到不知道還能活多久，
就不知如何向家人開口，
身心飽受痛苦折磨。

總是害怕不知道
何時會復發，在聽取檢查
報告前都會非常不安。
每天滿腦子擔心復發的問題，
情緒無法平靜下來。

對於復發的事情非常
敏感，只要身體某處
出現疼痛，就會懷疑
是不是癌症復發了。

對未來感到茫然不安、充滿絕望

不知道癌症惡化到什麼程度了。

煩惱今後的人生
癌症是不是一定會
如影隨行。

對未來完全不抱持
希望，也找不到生存價值，
不知道如何是好。

哪怕保住一命，還是會
煩惱不知道是否需要別人照護，
還有是否能夠融入社會。

一想到不知道還能活多久，就滿心不安。

內容摘錄自 2003 年曾經罹癌者的煩惱及問題等相關實態調查報告書「7885 名癌症對抗者的回響」、2013 年曾經罹癌者的煩惱及問題等相關實態調查概要報告書「4054 名癌症對抗者的回響」。

惱，也應當傾聽患者的痛苦心聲，感同身受，進而共同承擔沉重壓力。有時當患者吐露沉重心情時，只要家屬願意傾聽，光是如此就能令他們舒坦許多。

無法向任何人傾訴面對死亡的恐懼

在「心理上的苦惱」這部分，包含「對於復發感到不安」、「意識到死亡問題」、「精神面產生動搖、絕望感」、「心情低落」這幾點也相當引人注目。

不管屬於哪種癌症類型，處於何等進展程度（惡化程度），恐怕絕大多數的人打從被診斷出癌症的那一刻起，就會開始思考「死亡」的問題。

近年來，在手術方式、放射線治療、藥物治療的進步之下，治療成效相較於過去已向上進步不少。雖然在癌症早期治癒率可望超過百分之九十，只是令人遺憾的是，某些癌症的生存率依舊很低。

大部分的患者腦中都會掠過「死亡」的念頭，就是因為哪怕早期發現，癌症面積再小，還是有可能復發、轉移。因此無論生存率再高，「說不定還是可能喪命」的危機感才會這麼明顯。

此外在癌症類型或進展程度的影響下，當復發、轉移機率高的時候，就會讓人愈常意識到「死亡」以及「剩下多少時間」的問題。

縱使患者內心飽受「復發或死亡的恐懼」之襲擊，但仍然無法向家屬或孩子吐露，只能悶在心裡，因此不難見到患者總是滿臉糾結的模樣。

面對這樣的患者應該如何溝通，方法會因人而異，並沒有一個正確的答案。

光是聽到「放心吧」這一句話，有些人的反應是「認為你什麼都不懂，不希望你隨便幾句話敷衍他」，但也有人會認為「就算自己還是無法放心，但是聽到這句話就能獲得力量」。

總之要讓患者知道，「家屬會盡全力協助他，請他放心說出心裡話」，這才是最重要的一件事。

意識到死亡的問題

一聽到罹患癌症
就聯想到「死亡」。

會去思考自己將在何時以什麼樣的
狀態迎接死亡。

無法向任何人訴說
面對死期將近的恐懼，
自己內心備感糾結而
無法自拔。

會回想起朋友因癌症死亡時的情景，
煩惱自己是否也得承受那種痛楚迎接
死亡的到來。

被診斷出癌症後，被迫去面對死亡的
事實，進而不斷思考在這之前的人生
究竟過得滿不滿足。

被告知罹患癌症後，滿腦子想的
都是自己去世後會造成什麼影響，
腦中一片空白，後來在聽取手術、
治療說明時，也只是一昧地
淚流滿面。

對於癌症末期感到不安，
找不到剩餘的時間有何生存意義。

意識到死亡的問題時，
才切身體會到周遭親友的關心。
需要一段時間沉澱下來，
才能去思索整理內心情緒這件事
有多重要。

癌症反覆復發，使得病奄奄的身體
愈來愈衰弱，擔心會拖著這付慘不忍
睹的模樣死去，這樣倒不如壯烈地
結束生命。

擔心不知道還能活幾年，
不甘心身體明明還很健康
所以並不想死，導致夜不成眠，
而且這個想法至今依舊每日
浮現腦海。

內容摘錄自 2003 年曾經罹癌者的煩惱及問題等相關實態調查報告書「7885 名癌症對抗者的回響」、2013 年曾經罹癌者的煩惱及問題等相關實態調查概要報告書「4054 名癌症對抗者的回響」。

不想麻煩下一代

在「生活上的問題」這方面的煩惱中，多數患者都會擔心「與家人、周遭親友之間的關係」，在所有煩惱中名列第三名。

尤其希望大家注意的一點，就是許多患者都會反應「不想讓孩子或家人擔心」、「不想麻煩孩子或家人」。

可見讓孩子照顧這件事，會造成患者心理上感到內疚。而且當可能在經濟上造成孩子負擔時，患者似乎會更加憂心。即便是與孩子同住在一起的人也是一樣，總會擔心會不會因為自己生病，因而阻礙了孩子未來的發展。

再者若是高齡者兩個人生活，丈夫（或妻子）需要接受看護時，沒有人可以代班照顧的煩惱也會令患者極為擔憂。就算患者內心想由孩子照顧，但是一想到孩子自己也有家庭，便不得不打退堂鼓，或是逼不得已只好讓需要看護的家人住進養護中心等等，這種情感上的糾結不時若隱若現。

不想麻煩下一代

雖然生了兩個小孩，但是他們
有各自的生活要過，因此每天都
很煩惱日子該怎麼過才不會造成
他們的困擾。

知道是癌症末期後，雖然由女兒負責
照顧妻子，但在經濟面的
問題（女兒現在已經在工作了）
卻造成很大的負擔。

妻子七十幾歲了，肝臟、心臟、膝蓋、
腰部、肩膀都在痛，
但卻一直忍著，除了家裡的事情之外，
還得來醫院照顧我，
這是我最擔心的事情。

一直在煩惱是不是只能
麻煩家人照顧。

現在我和老太婆二個人住，
沒辦法依靠孩子。老太婆自己也
有病，但卻勉強自己操持家事以及
下田工作。自己沒辦法再像以前一樣
幫忙她，所以很擔心她的身體。

要是我有什麼萬一的時候，
家人不知道該怎麼辦？
這種事情外人無法理解。

最小的女兒和我一起住，她還有一個
小孩要養，由於得來醫院照顧我和
兼顧家庭，所以無法如她所願外出
工作。看她長時間將青春年華浪費在
照顧父母上，實在覺得她很可憐。

丈夫年紀大了，很擔心我和他其中
一個人要是臥病在床該怎麼辦？

內容摘錄自 2003 年曾經罹癌者的煩惱及問題等相關實態調查報告書「7885 名癌症對抗者的回響」、2013 年曾經罹癌者的煩惱及問題等相關實態調查概要報告書「4054 名癌症對抗者的回響」。

不想被人同情

出人意料的是，在「與周遭親友之間的關係」這項煩惱中，佔較大比例的部分是所謂必須承受「世人眼光」，以及對於被人當作話題的警戒感、排斥感。

從患者的回響中可以發現，在社區人際互動上或職場上，甚至於平時顯少交集的親友，在這些與自己有關係的團體中，患者會相當擔心自己罹癌一事將被他人如何當作話題。「癌症」這種疾病不再像以前一樣，被視為「悠關生死的疾病」，半數以上的患者最終都能治癒並達到五年存活率，即便難以治癒，但可以長期元氣飽滿地與癌症共存的人更是不在少數。然而一旦罹癌，仍常見他人會報以同情的眼光，認為「你很可憐，得了不治之症」。

不只是周遭親友的偏見或理解不足，當被人投以「憐憫」或「同情」的眼光，或被視為「死期不遠的人」時，心情都會相當難受。患者也會因為周遭每一個人的一舉一動變得更為神經質，從對方不經意的一句話或表情受到影響。也會在心理畫上一條線區隔社區或職場甚至遠房親戚等人際互動場合，只要想到可能被這些人當作聊天的話題，即便他們只是心存同情，也會難以忍受。

曾有患者反應，「最難受的就是不想被人知道自己罹癌而故作活力十足這件事」，明明提不起精神來，卻又不想讓人見到孱弱的一面，於是虛張聲勢想掩飾一切，結果搞得自己精疲力盡。老實說，最理想的作法就是患者公開罹癌一事，讓整個社會可以發揮同理心並提供援助，但是倘若患者身處的社區或周遭相關人員仍存有過時價值觀的話，有時便很難照理想的方式去做。

當子女體察到父母可能懷抱這種心情，在向某些人談論罹癌的事情時，請先行確認會不會造成父母壓力。另外也有患者反應，會煩惱無法善盡社區活動幹事職責，或是垃圾清潔志工等工作。

此時建議子女可以為父母一肩扛起，如果無法幫忙的話，只要告知社區總幹事或會長等人父母的身體狀況不佳，事先取得諒解，就能減輕父母心中的負擔。

與鄰居往來、社區人際互動上的煩惱

與鄰居來往時，很煩惱
不知如何向對方說明自己的
身體變化（變瘦）才好。

假裝自己很有精神，以免讓
親戚或鄰居知道（罹癌）
一事最為難受。

一旦被人知道罹癌，周遭親友（鄰
居、朋友）就會報以憐憫的
眼光，還會被拿來討論，
這點最叫人難受。

煩惱是否該向周遭親友提及自己的
病，或是在什麼時機點提出來說會比
較恰當。

在社區人際互動上的
應對進退會變得很棘手，
也會造成家庭額外的負擔。

因為對鄰居隱瞞生病的
事情，所以當自己無法參與社
區活動時，只要一想到會被人
當作是在偷懶，
心裡就會很有負擔。

因為住在鄉下，很不喜歡也很煩惱鄰居
會拿癌症這種疾病出來討論。

內容摘錄自 2003 年曾經罹癌者的煩惱及問題等相關實態調查報告書「7885 名癌症對抗者的回響」、2013 年曾經罹癌者的煩惱及問題等相關實態調查概要報告書「4054 名癌症對抗者的回響」。

對於周遭親友的反應感到難受

自從周遭親友得知自己生病一事後，紛紛話中有話地強迫推銷宗教、來歷不明的健康食品、藥品等等，使得人際關係變得很複雜。

即便周遭親友擔心而出聲安慰，但其實內心最希望大家不要提及癌症一事。

罹癌後就沒有朋友了。

手術後一切順利，體重也回復了，但是周遭親友不尋常的眼神，讓人很受打擊。

朋友說生病好像真的會傳染，讓人覺得十分困擾。

擔心被社會孤立

因為自己一個人住，自從住院後與一般人的往來便斷絕了，對於無法接收資訊以及影響人際關係一事，感到最為苦惱。

由於自己一個人住，所以總會擔心要是發生什麼萬一時該怎麼辦。

內容摘錄自 2003 年曾經罹癌者的煩惱及問題等相關實態調查報告書「7885 名癌症對抗者的回響」、2013 年曾經罹癌者的煩惱及問題等相關實態調查概要報告書「4054 名癌症對抗者的回響」。

震驚外表的變化！受副作用影響而遠離人群

僅次於「心理上的苦惱」，佔較大比例的則是「身體上的痛苦」這部分的煩惱。不僅手術、抗癌劑、放射線等治療方式所產生的症狀、副作用、後遺症各不相同，也會因治療部位的不同而出現相異的症狀，比方說「因副作用導致脫髮及眉毛掉毛而深受打擊」這類的外觀變化，或「不習慣造口的生活」、「發不出聲音的痛苦」這部分的身體機能變化。同時也會引發飲食、排洩、睡眠、家事、性生活等日常生活的煩惱，也相當令人困擾。而且這些煩惱都會形成壓力，進而自尊心受損，與顧慮或排斥周遭親友，導致大門不出二門不邁，使得患者與鄰居、朋友之間的關係變疏遠，這些情形都會對精神面及社會生活造成影響。

有些患者也會反應，「希望能事先了解會出現哪些副作用或後遺症」。今後父母需要接受癌症治療的家屬，在聽取醫師說明如何治療時，最好能與父母一起向醫師詢問可能會產生的副作用、後遺症，以及其解決對策。

外觀、身體機能上的變化

因心臟、肺部機態衰退導致呼吸困難，出現疲勞症狀，擔心不久後就得上醫院接受治療的問題。

手術後每天排便超過十次，還不時發生漏尿情形。雖然已經穿上紙尿褲了，卻很擔心再也脫離不了紙尿褲。

女兒在遠地工作，想去看看她，但是因為排尿障礙所以會失禁，而無法長時間外出、外宿。

不想被人看見手術疤痕，所以發生其他疾病時，就會猶豫該不該去求診。

由於喉頭癌動手術的關係，造成發不出聲音來，內心備受打擊。

經放射線治療後唾液無法分泌，所以會口渴、喉嚨痛，無法進食。

在抗癌劑副作用下，頭髮逐漸掉光時，內心大受衝擊。由於還沒作好心理準備，所以感到手足無措。

抗癌劑的副作用導致外觀產生變化（掉髮、指甲變形），打不起精神與人見面。有事需要外出時也會形成壓力。

抗癌劑副作用造成雙腳麻痺，腳尖發冷，身體搖晃。

接受抗癌劑治療產生副作用的期間，晚上噁心想吐時最叫人難受。

內容摘錄自 2003 年曾經罹癌者的煩惱及問題等相關實態調查報告書「7885 名癌症對抗者的回響」、2013 年曾經罹癌者的煩惱及問題等相關實態調查概要報告書「4054 名癌症對抗者的回響」。

不知如何選擇治療方針、第二意見

關於診療方面的煩惱，有些人會憂心「選擇醫院」、「與醫護人員之間的關係」、「通知罹癌、知情同意」等問題。在「診療、治療」這方面，最常見到患者會對接受治療這件事情感到擔憂，例如「煩惱應接受哪種治療」、「對手術感到不安、恐懼」等等，選擇治療方式時的知識不足以及手足無措都十分引人注目。

根據「通知罹癌、知情同意、第二意見」這方面的患者意見，可發現不少人會擔心與醫院溝通的問題，比方說「醫師的說明不足」、「無法理解醫師的說明」、「無法接受醫師的說明」、「猶豫是否應尋求第二意見」等等。

以高齡患者為例，他們通常對醫師會有所顧慮而不敢詢問想問的事情，或是在聽取說明時即便聽不懂也不敢提出來。

如果家裡還有子女的話，建議可事先與父母討論，將想向醫師詢問的事情，或是想了解的事情筆記下來，醫師在進行說明時應陪同在側，以協助父母。

治療、知情同意方面的問題

雖然醫師已針對手術進行說明了，
但全是艱深的專業術語，
我和家人都不知該如何提出問題。

顧慮醫師很忙碌，不好意思要求
醫師說明到自己能夠接受為止。

由於主治醫師調職的關係，治療方式從「化學治療」變成「居家療養」，轉變極大，擔心自己是不是只能等死了。

聽取手術、治療相關說明時，
醫師告知只有親人可以
陪伴在側。

和檢查一樣，希望
精神照護也能納入
治療的一環。

住院前總是一個人上醫院接受
檢查，感覺很孤單。很希望有人
可以陪在身邊……

第二意見

因為主治醫師突然急著想動手術，所以打算詢求第二意見，
卻又擔心這樣會不會影響與醫師之間的關係。

之前在小型醫院沒有專科醫師負責治療，感覺很不安，但是又很猶豫是否該尋求第二意見。

雖然接受了第二意見，
但是煩惱不知如何處理
雙方的意見才好。

與醫護人員之間的關係

醫師及護理師對待患者的態度傲慢無禮。

向護理師詢問正在服用中的
藥物時，發現很多護理師都
一知半解，感到非常震驚。

想換家醫院，但是主治醫師很兇，
不敢說出口。

內容摘錄自 2003 年曾經罹癌者的煩惱及問題等相關實態調查報告書「7885 名癌症對抗者的回響」、2013 年曾經罹癌者的煩惱及問題等相關實態調查概要報告書「4054 名癌症對抗者的回響」。

擔心被經濟面的問題壓垮

「工作、經濟面的問題」在所有煩惱中名列第四名，由此可知煩惱經濟問題的人並不在少數。尤其許多人反應醫療費的負擔會壓得人喘不過氣來。做父母的很多都是靠年金過生活，不難想像突如其來的醫療費用，再加上長期支出的醫療費用會對生活造成壓力。

倘若父母有持續在工作的話，也會開始煩惱職場能否理解癌症這種疾病，以及抗癌的生活，所以「會對回歸、繼續工作一事感到不安」，也會「擔心罹患癌症會影響工作」等等。為了上醫院治療不得不對公司造成困擾的內心壓力、被裁員的不安、實際被解雇的案例，更是雪上加霜。

即便父母對於經濟問題感到不安，也不會想讓兒女操心，說不定還會守口如瓶。因此當子女陪同父母上醫院看診或檢查時，以及到醫院探望時，不妨委婉地探聽一下是否有投保醫療險。

對於經濟負擔感到心情沉重

因為是自營業，
所以住院就會沒有收入。

上醫院求診每個月需花費十萬上下的治療費，不知道未來這種情形得持續多久？

過去身體一直很健康，所以沒有投保醫療保險。但是目前工作留職停薪中，經濟上的負擔很大，讓人很擔心。

擔心年老後經濟上的問題。

勉強花錢購買健康食品，
所以經濟上的壓力很大。

高額的治療費是
最大的煩惱。

工作上的煩惱

食量與用餐時間與別人格格不入，（在職場上的）人際關係變得很棘手。

每週需要治療一次，所以不得不退休才行，因此感到很擔心。

身體狀況無法加班，所以被解雇了。

拖著病體，擔心能否善盡老闆的責任。

抗癌劑治療期間，看得出公司同事都很小心翼翼地對待自己，感覺很難受。

在職場上很排斥被人小心翼翼地對待。

內容摘錄自 2003 年曾經罹癌者的煩惱及問題等相關實態調查報告書「7885 名癌症對抗者的回響」、2013 年曾經罹癌者的煩惱及問題等相關實態調查概要報告書「4054 名癌症對抗者的回響」。

第 2 章

與父母有效溝通

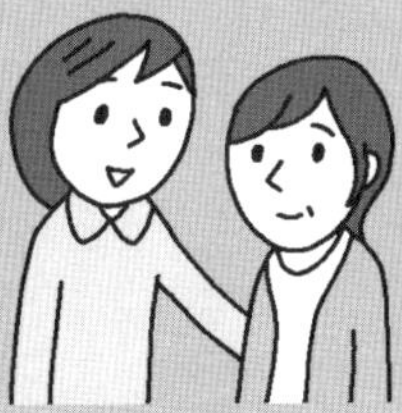

傾聽、接納、感同身受

癌症治療屬於長期抗戰，不穩定的狀態會一直持續

誠如前一章所言，抗癌期間各種煩惱與問題都會如影隨行。

癌症如能早期發現早期治療，治療也會比較輕鬆，更能降低復發的風險。舉例來說，若為極早期的胃癌或大腸癌，大多只需透過內視鏡將胃部或大腸黏膜表面癌症切除即可，幾乎不會引發後遺症，短時間即可回復正常生活。

儘管如此，仍舊有人會一直心存不安，擔心「萬一復發的話該怎麼辦」、「可能又會出現癌症」。若在病況已經進展的階段發現癌症的話，治療時間大多就會拉長，患者難免得長時間處於身心不穩定的狀態。

以胃癌或大腸癌為例，須接受將腹部大面積切開的開腹手術，以及切開腹部

從好幾個孔洞置入手術器具操作的腹腔鏡手術，而且摘除病變部位時，通常需要住院兩到三週左右的時間。胃部手術後，由於胃部有局部或全部被切除，因此食物會迅速進入腸內，所以有時會引發頭暈目眩等不適症狀，稱作傾食症候群。另外在大腸癌手術後，也會有持續頻便或腹瀉等排便異常現象。

若為乳癌，則會因手術方式而有所差異，有些人手臂會舉不起來，有些人會因腋下淋巴節切除導致手臂浮腫（淋巴浮腫）等後遺症所惱。

選擇乳房溫存術保留乳房外型時，為預防保留下來的乳房內部出現癌症復發情形，標準作法會在手術後一週內，每五天進行放射線治療，為期長達四至五週，有時會因此出現類似曬傷的副作用。

此外也會因癌症類型與進展程度（階段）而異，有些人會在手術前後採行輔助療法，進行抗癌劑、標靶治療藥物、賀爾蒙藥物等藥物治療。或是不選擇動手術，透過藥物治療以及放射線療法進行治療。像這種情形的話，可能就會出現抗癌劑、標靶治療藥物、放射線治療的副作用。

問卷中回答「沒有復發、轉移」的人，在日常生活中仍會懷抱著不安

診斷出癌症後，如果在五至十年沒有復發、轉移，得以正常生活的話，幾乎可認定已經治癒。然而經問卷調查發現，在問卷上回答「目前沒有復發、轉移」的人，經診斷出癌症的幾年後未滿五年，還有五年以上未滿十年，甚至於超過十年，仍舊會「對於復發、轉移感到不安」。以醫學的角度來看，第五至十年後幾乎不必再擔心復發的問題，患者並非不了解這個道理，只是仍會對於復發感到恐懼。

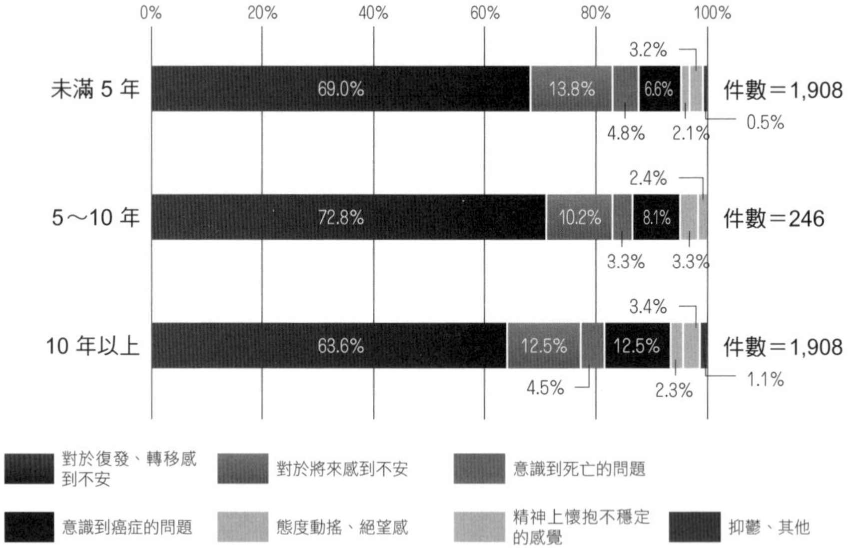

摘錄自罹癌者的煩惱及問題等相關實態調查　概要版「7885 名癌症對抗者的回響」局部內容並加以改編。

家人的支持猶為重要

即便治療告一個段落後，患者仍會感覺手術傷痕會出現疼痛感或不適感，甚至每次看見傷口時就會心情低落，或是在定期檢查時害怕「不知道會不會復發，要是被醫師告知癌症復發的話該怎麼辦」。

除了在治療後第二至三年這段被認定復發率最高的期間之外，在觀察是否完全治癒這五至十年的期間為止，都會因為各種情形，使人擔心復發的問題，並且對於死亡感到不安。

尤其當檢查結果不理想時，或是期待的治療方式效果不彰時，常會令人心情為之一沉，擔心「是否還能見到明年的櫻花」，或是發覺「大街上的人大家看起來都很有活力，就只有自己得擔心死亡的問題」，而心情沉重。

就像這樣，當癌症治療選擇愈多元，愈難肯定「接受手術（或是其他治療方式）就能百無一失」。長期抗癌，身體上會出現治療的後遺症與副作用，心理上也會衍生出對於復發及死亡的不安，這些情形可說都是抗癌期間的特徵。

被告知罹癌之後，須經歷長時間的治療過程，對於像這樣得背負各種問題的患者而言，周遭親友的支持是非常重要的一件事。

聆聽並體諒各種情緒

對於患者來說，「與家人的關係」是支持他們很重要的關鍵之一。如果能溝通彼此的心情，相互理解，患者會更堅強，也能提起更大勇氣對抗癌症。

當被診斷出癌症後，首先能夠平靜患者內心波瀾的方法，就是仔細聆聽患者所說的話（想法），接受他們內心無法排解的各種情緒，體諒他們的心情。當患者有話要說時，應傾聽他們的心聲，接受他們的說法。

發言的一方（患者）在說話時無須頭頭是道，反觀聆聽的一方（家屬）通常會認為「必須提出什麼建議才行」，但其實只要仔細聆聽，理解他們的心情即可。不知道如何回話時，只要將手搭在對方肩上，或是握著對方的手，就能傳達身為家人的關心之情。

患者吐露出內心重擔後，心情就會變輕鬆，自然得以一步步整理憂愁思緒與混亂心情，進而去思考「下次看診時不妨向醫師詢問哪方面的問題」，或是「開始治療前要為家人做哪些事情」等問題。

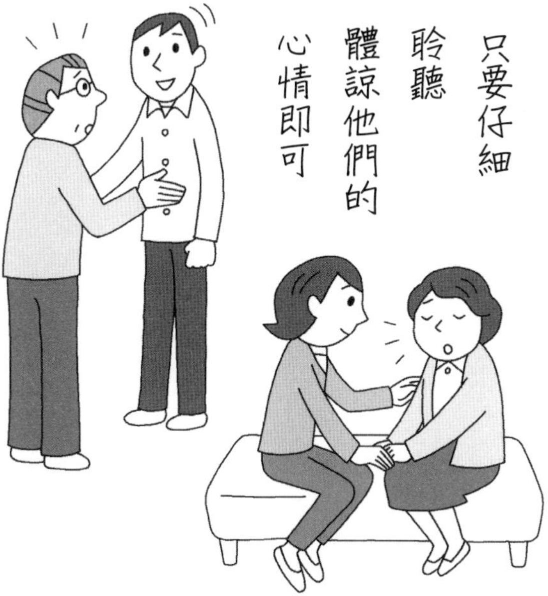

接納不安，體諒患者的心

幫助患者擺脫「孤單心情」

許多患者容易出現一個人的孤立感，但是只要家人或周遭親友若無其事地對談與應對，讓他們感覺到被關心時，他們就會發現「自己不是一個人」，使他們感受到溫暖的關懷。

有些患者為了不讓家人擔心，會一個人懷抱著痛苦的心情，但越是在這種時候，如果能打開患者心房，表達關懷，將成為莫大的力量。

接受患者動盪的情緒

結束一連串的治療後，患者也許會表現出已經忘了生病的事情，家屬也會心想「治療到此終於也算告一個段落了」，而鬆了一口氣。

於是會稍微疏忽對患者的顧慮，或是會希望患者能像以前一樣負責相同的家事，不過有時候這種情形會令患者備感痛苦。

說實話，癌症這種疾病，無論治療過程多順利，復發的疑慮或多或少都會如影隨行，所以原本在生病前完全不會意識到的「死亡」問題將驟然迫在眉睫，而且還很難擺脫這種枷鎖重獲自由。

因此治療後仍舊不時會受復發及死亡的不安情緒所擾，難免感到有氣無力、空虛、孤獨感等衝擊。即便看似健康，但內心仍經常承受著重大壓力。

比起總是有醫護人員在側的住院期間，出院後不少患者更會感到孤獨、無助，而心情低落。

如何終止負面思考的循環

人如果老是坐著或躺著，腦中一定會偏向負面思考。如果身體還能活動的話，請建議患者試著外出稍微加快步伐走一走，或是參與收音機體操。

另外也能在庭院或陽台種些花草蔬菜，讓身體有目的地動起來，或是從事一些工作，就能終止負面思考的循環。

用同理心陪伴在側

想要鼓勵沮喪的患者，向他們說「加油」，有時反而會激怒患者，因為「他們不知道還能加油做些什麼事才好」。再者反過來如果過於在意他們，在接觸時小心翼翼的話，也會加深患者的孤立感。與內心痛苦、心情低落的患者接觸時，身為家人最應重視的，就是「陪伴在側」。

家人如能體會患者的悲傷或痛苦，用同理心陪伴在側的話，這是最理想的狀態。不過是單純安靜地陪伴在身旁，患者也能接收到家人的關心之情。所以無需勉強對話，只要靜靜地坐在身旁即可。

在醫學的世界裡，醫護人員正是用同理心去對待患者。縱使醫療科技進步了，治療還是會令人難受，有些疾病還是束手無策。在這種情形下，站在患者的立場體會他們的心情，積極謀求必要對策的態度，就是同理心的發揮。

家人彼此分擔，可提高患者的抗癌鬥志

事實上打從心裡深愛患者的家屬，不難見到他們會以同理心陪伴在患者身邊。當醫師宣告「能做的治療都做了，接下來只能緩和症狀守護在側」，家屬陪

伴在患者身旁靜靜守護時，對家屬來說是相當難受的一件事，家屬自己的內心可能也會備受打擊，但是對患者而言，有家屬的陪伴與分擔卻能成為極大的安慰。

反觀有些家屬的一言一行有時也會像醫師或醫護人員的發言人一樣，採取強勢堅硬的態度，譬如會向患者說「醫生不是說過只能忍耐了嗎？」，或是「不去做怎麼知道看不看得出效果？」。這會讓患者感覺「過去一直很支持自己的家人現在已經放棄自己了」，而非常難過，心情低落。

哪怕沒有積極的治療方式，對於患者而言，家人或親愛的人如能經常體諒他們的心情，就能成為內心最大的支柱。患者已經在克服並忍受各方面的事情，所以家屬最好要讓患者知道內心的想法，例如可以告訴他們「你真的很痛苦吧，很抱歉我什麼忙都幫不了」。正在對抗癌症的父母，通常不願意麻煩子女，或許不會吐露真心話。即便如此，也不能草率地認為「父母不太願意告訴我們這些子女，那就不需要再去關心他們」。應該要體察父母不願意麻煩子女的心情，告訴父母「不要有所顧慮，隨時歡迎吐露難受的心情或擔心的事情」。

如何與正在對抗癌症的父母相處

對待生病父母的方式各有不同

得知父母生病後，為人子女或其家屬通常內心都會亂成一片，擔心「可能會失去重要至親」、「想從旁協助卻不知道今後應如何進行治療」，說不定還會很難冷靜下來。在我協助的案例中，就有某位四十幾歲的女性，每天都去探望住院中的母親（七十幾歲），行事作風看似堅強，但其實她每晚都暗自流淚。另外還有一名三十幾歲的男性，住院的父親要求他購買癌症治療相關書籍及雜誌送到床前，被迫與父親一起研讀。

此外也有家屬一方面擔心患者的情形，但又猶豫該不該去探望。一位年約二十幾歲，與父母不住在一起的女性便表示：「父親罹患癌症，雖然擔心的不得了，但是看到原本自信滿滿活力十足的父親，為了對抗癌症日漸消瘦，心情沮喪沉默寡言的模樣，就會感到很難受，不知不覺便減少探望頻率了。」

支持患者的子女及家屬，他們都有各自的生活瑣事及想法，雖然對患者的病況感到痛心，但是面對患者的方式卻是千差萬別。

當家屬也同樣煩惱難解、嚴重沮喪、極度痛苦時，不妨向癌症診療合作據點醫院的諮詢支援中心，或向心理專家等尋求協助。

遠距離照護間接提供協助

獨居的高齡者或是老老看護的家庭，應善用行政資源及看護體制，進行居家療養。此外即便膝下有子女，但與父母分隔兩地住在遠方的情形也是屢見不鮮。

此時雖然想隨侍在患者身旁，但是考量到自身工作及家庭後，或許很難頻繁到病床前探望，或是回老家與父母話家常。

事實上與患者同居的妻子或丈夫，通常都得擔任主要的日常支援角色，不住在同一個屋簷下生活的子女，大多只能間接提供協助。

與患者朝同一個方向前進

對抗癌症這對手時，患者與家屬切記必須同心協力朝著同一個方向前進。因此最理想的作法是彼此敞開心房，商量今後的事情。

話雖如此，家族成員各自有各自的想法，生活方式也不盡相同。況且在患者罹癌前，彼此並不一定能夠充分溝通。

一般來說，在日常生活中能夠充分並緊密溝通的家族並非如此常見。溝通上雖不至於會出現特別問題，但也說不上有多緊密。

站在父母的立場而言，「孩子永遠是孩子」，所以雖說被診斷出癌症，老實說他們也不知道該不該變成依賴的角色，反過來去仰賴子女。雖然說有些子女很值得依靠，但確實有些子女並非如此。

不是單一家人承擔，而是全家同心支持

無論如何，只由一個家人來負責照顧患者是相當吃力的一件事。家屬也必須彼此相互支持，盡可能全家人一起商量通力合作，每個家族成員負責自己能力範圍內的事情，這才是最重要的一件事。

平時缺乏緊密交流的家屬也是一樣，當下應將焦點集中在「對抗患者癌症」這件事情上，家族所有成員竭力凝聚一心，陪伴患者一路走下去。

患者面對癌症偏向積極的態度或消極的態度？

患者面對癌症的態度，會因年齡、性別、家庭結構、人生觀等因素而異，有些人會偏向積極的態度，有些人則態度消極。最近的患者與過去相較之下，自己非常主動學習，積極發言的人也愈來愈多了。

但在另一方面，也有完全交給另一半、子女負責，不會主動在醫護人員面前發言的患者，還有自己幾乎不加思考，任憑家人處理的患者。

再者某些患者平時在工作及家庭中明明屬於積極發言的行動派，然而一旦生病後，竟會以「因為不了解醫療方面的事情」，或是「因為害怕所以不想知道真相」躊躇不決，不願意主動了解。

自己擔起一切對抗癌症的患者則以男性居多，但是有些人會很努力地鑽研癌症知識，有些人則是想要積極抗癌，但卻不願意加以學習。

任憑家人處理的患者，具有女性居多的傾向，不過罹患乳癌、子宮癌的患者則大多能夠積極抗癌。相較之下年輕人佔了多數，這大概是因為她們認為這種疾病唯有女性才能理解它的痛苦，男性無法想像，此外為了守護孩子，她們也會展現出全力以赴的態度。

「同理心」與「資訊共享」是支持患者的基本原則

一旦進入下定決心努力治療的階段後，家人有時會因為與患者過去的相處情形，以及患者個性的影響之下，在思索如何溝通意見時感到左右為難。

誠如前文所述，支持患者的一大前提，切記應作好與面對危機的患者同心協力走下去的心理準備、在精神上彼此支持的態度、用同理心陪伴在側。

再者與患者建立情感的第一步，就是分享「疾病」、「診療細節」、「今後的可能性（推測）」等資訊。

首先要請患者分享手中的疾病相關資訊、醫師與醫護人員說明過的內容，也要參考一下患者已經取得的疾病手冊等資訊。若能事先得知癌症診斷日，以及醫師解說治療方式的日子等等的訊息，再陪同患者一起聽取醫師說明，這樣會更加理想。

假使患者在A醫院接受診斷，分享該家醫院的資訊，然而家屬卻在B醫院取得其他資訊，然後相互討論的話，總有一天會出狀況。先不論正不正確，第一步還是希望患者與家屬能夠站上同一個擂台。當家屬感到任何疑問時，也應與患者分享，最好隨時乘坐在同一班列車的同一個車廂內。若是因為工作或家庭的關係，無法直接詢問患者時，也應透過其他家人，將資訊更新至最新狀態。如此一來，患者與家人才算開始對於癌症這種疾病進行心靈上的交流。

此外當患者所言實在不合理時，或是對於疾病或治療的理解方式模稜兩可，甚至有誤時，應該確認為什麼會出現錯誤，還是原因是出在由誰提供的資訊。

家屬了解患者的一舉一動是依據醫院醫護人員所給的資訊後，大致上再依循這些資訊支持患者抗癌即可。假使這麼做家屬還是會浮現疑問時，不妨陪同患者到醫療機關詢問主治醫師等人。

患者態度積極時請避免過度插手

倘若患者態度積極地面對癌症，家屬在診療時應改以協助立場，以便患者採取正確行動，並確認患者的考量是否恰當。

首先要整理有關患者疾病的資訊，若有不明白之處，可從得以信賴的資訊來源收集資訊。家屬若將道聽塗說的消息與患者分享，將導致最悲慘的結局。

積極的患者通常有自己的主見，當家屬對他的意見有所疑問時，須確認患者的這種想法來自何方。

如果資訊來自於醫護人員或許還值得參考，來源若是「與鄰居的閒聊」，或是信賴度不明的「網路」等不明途徑，便須特別注意。

若確認患者的消息錯誤，也不要從頭否定，認為「患者的想法有誤」，應借助醫護人員的力量加以修正。

前往醫療機關時，讓患者自主行動、發言。若有家屬陪同時，將注意力集中在醫護人員與患者之間的對話即可，唯有在百思不解的地方，再行提問或發言。不要輕易打斷患者發言，只顧著表達自我主張。

面對消極的患者家屬須竭力陪同在側

對於態度不太積極的患者，更應該盡可能陪同在側，避免讓患者獨自面對醫護人員，最好一起聽取醫護人員的說明。

從醫師、醫護人員口中聽取病況、治療方式或其他說明時，原則上談話的對象為患者本人，家屬頂多只能被視為輔助角色。

這點在醫療法、醫療倫理、生命倫理學方面而言，皆是不可違背的原則。因此醫護人員基本上會採取與患者本人對話的態度來處理，也就是說，希望家屬在非必要時不要開口介入。

當患者本人已屆高齡，或是不關心自己的疾病或治療方式，委託家屬交涉時，則不在此限，但現實中這種情形少之又少。

假使由家屬代替患者，僅由家屬與醫師、醫護人員面談時，切記要確認患者本人的意思，回家後再向患者正確傳達醫護人員的說明。

確定患者清楚了解後，再確認知情同意等須由患者所作的抉擇，是否有遵循本人的想法。

嚴禁家屬自作主張！

決定治療後第一步必須完成的事情，就是患者、家屬與醫護人員都要正確理解狀況，再決定進行哪些治療方法，作出「不後悔的選擇」。

即便癌症進展程度也會有所影響，但是患者本身應參與這個抉擇過程，最重要的一點就是「家屬不要自作主張」。

若連治療方式都由家屬主導作選擇的話，假使這種治療方式效果不佳時，或是出現強烈副作用的時候，雙方可能都會後悔「當時採取另一種治療方式就好了」，讓彼此都陷入為難。

最重要的一點就是，治療方式一定要讓患者能夠接受，再自行作決定。

接下來必須達成的目標，是讓患者感受到「家屬由衷地關心自己的事情」，讓關心成為精神糧食，使他們「無論結果如何也毫無悔恨了」。

Q&A 這種時候家屬應如何應對？

Q 罹癌父母顧慮孩子，不願意商量時該怎麼辦？

A 告訴父母希望他們無需顧慮暢懷溝通，也能善用科技進行「心與心的對話」。

哪怕平時與患者關係疏遠，生病後還是需要家人團結一心。首先在得知罹癌的當下，應事先告訴患者「希望他無需顧慮並與家人交流資訊」。

患者心裡或許會「不想麻煩子女或家人」，但事實上有時會因為資訊交流時間太遲，導致家人更擔心，所以切記要事先提醒患者「盡量開誠布公無需隱瞞」。

過去分隔兩地生活的家人通常僅能靠電話或書信聯絡，所以彼此很難溝通意見，但是現在手機簡訊或智慧型手機可大幅改善溝通的問題。

不妨透過手機簡訊保持聯絡，例如積極地問候患者「今天去了醫院結果如何」，或是關心一下「醫生說了些什麼」，請患者告知診療的狀況。如今在手機簡訊的幫助下，家人間心與心的對話變容易得多了。

Q 患者心情沮喪，言談悲觀時應如何應對？

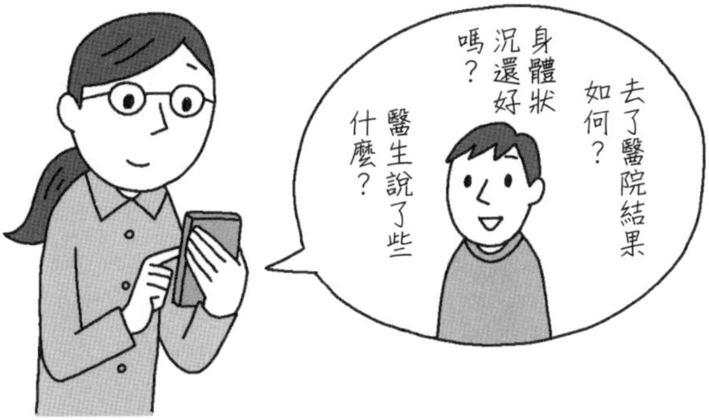
去了醫院結果如何？
身體狀況還好嗎？
醫生說了些什麼？

A 如能推測出原因，應予以體諒並感同身受，鼓勵患者仍有樂觀發展的可能性。

當患者心情低落或是言談悲觀時，很多家屬應該都很煩惱不知如何應對。

誠如前文所述，患者與家屬如能分享疾病或治療相關資訊，應該能有幾成把握可推測出患者會心情低落的原因。舉例來說，家屬如果知道患者聽到醫師跟他說「可能會復發」，或是「必須長期接受抗癌劑治療」等不好的消息，就能研判「原因可能來自於此」。但是如果無法分享醫療訊息的話，便無法加以推測。

儘管已經分享醫療訊息，但還是不明白心情低落的原因時，就必須懷疑出現憂鬱狀態等可能性了。

當有幾成把握可推測出心情低落的原因時，應確認患者是否有誤解醫師所言，請患者正確轉達醫師所作的說明。舉例來說，常發生患者聽到醫生說「手術後五年存活率為百分之五十」，結果卻誤解成「自己還剩下五年存活時間」的情形。這句話是說，手術後經過五年之後，半數患者會死亡，但是半數患者會健康存活，意指可推測癌症已經治癒。患者在還不習慣治療結果以或然率來表示的狀態下，滿腦子只會想著「五年存活」這幾個字，而造成這樣的誤解。

當家屬能夠理解患者心情低落的原因時，應耐心聆聽患者的想法並予以體諒。敷衍了事的安慰之辭，有時反而會使患者心靈受創。不過在鼓勵患者仍有樂觀發展的可能性時，可告訴患者「我們一起去找尋存活機會」，表現出迎向希望的態度，或許就能藉機喚起患者的求生意志了。

就算主治醫師宣告「已經很難再進行積極的治療方式，所以要改為緩和醫療」，或是「可能還剩下〇個月左右的時間」時，最好也要接著鼓勵患者：「聽說有些人接受緩和醫療的同時還能長時間與癌症共存」、「聽說那是指一般的情形，沒有人會知道真正還剩下多少時間」。

實際上也有一些患者超乎醫師預期，長時間與癌症共存。

哪怕情緒低落得非常嚴重，患者還是會心存「希望」。**家屬應體察患者的心**

情，**小心避免口出會打擊「希望」的言語**。只要能心存「希望」，患者就能再度找回抗癌鬥志。最理想的作法，應是陪伴患者想方設法實踐每一天可以做的努力，珍惜每一天的生活，實現患者不時衍生的心願。

當患者感到困惑時、感覺不安時、心情低落時，切記應與患者進行「心與心的對話」。對話有所進展的話，也就能找到解決的對策，使患者寬心。

Q 為什麼患者焦躁易怒時會發洩在家屬身上？

A 了解患者的「三種時鐘」，先下手為強平息焦躁情緒。

當患者變得易怒時，可推測出幾個原因。有些患者原本個性就愛發脾氣，生病後這種情形將變得更為顯著。也會因病況而異，出現脾氣暴躁判若兩人的情形。一般來說，患者似乎都會具備「三種時鐘」。這三種時鐘分別是：①標準時鐘、②加速前進的時鐘、③減速前進的時鐘。

治療結束後在等待出院的期間，會用「減速時鐘」緩慢度過，在癌症末期被宣告沒剩多少時間時，則會用「加速時鐘」感覺時間稍縱即逝。好比「體感溫度」，或許也能將這種感覺稱作「體感時鐘」、「體感時間」。**患者會因為病況不同，感覺時間流逝的速度有所差異**，所以有時候不管是平時急性子的人，或是慢調子的人，生病時都會判若兩人。

因此用加速前進的時鐘在度日的人，一旦拜託別人做的事情對方沒有立即採取行動的話，就會忍不住焦躁起來，變得容易發怒。

在醫院照顧住院患者的醫護人員，經常會遭遇這種情形。當受到正在治療癌症的患者委託時，最好盡可能馬上採取行動。

除此之外，會造成心情焦躁的原因，有時只是不懂得如何說出口的不安心情。患者無法直接解決不安的原因（對於復發或死亡感到不安、對於治療感到不

患者具備「三種時鐘」

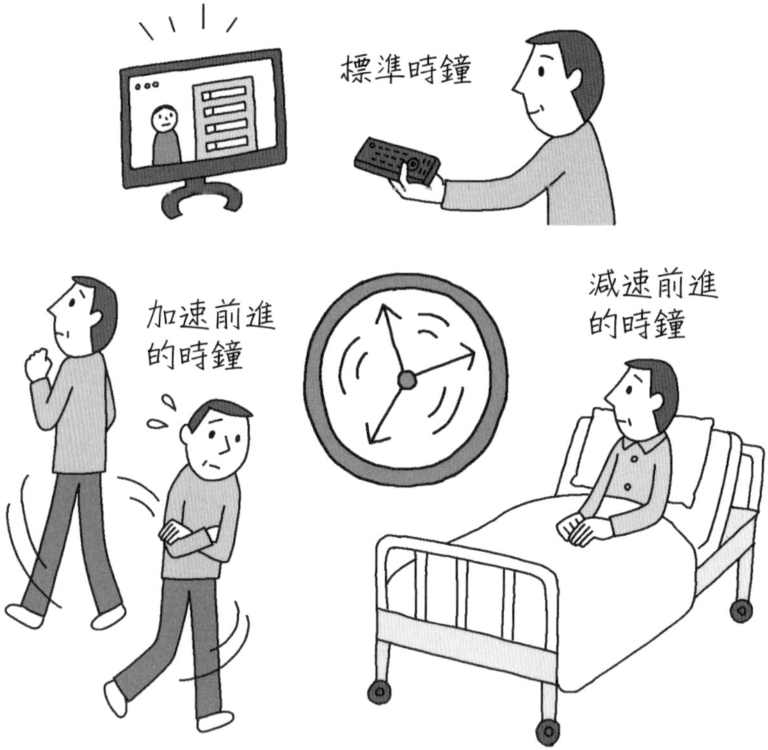

安等等），所以有時會找其他理由亂發脾氣在家人身上。

如能分享病況及治療相關資訊，家人才能推測到「或許是因為感到不安所以才想發洩出來」，同時體諒患者的心情，好好地接受消化，但是不了解原因的話，有時難免引發爭執。

當患者出現焦躁不安的情形時，或是愛發脾氣的時候，此外還有患者的樣子有異時，家屬不妨多次在各種情形下主動詢問：「心裡在擔心什麼事情嗎？」

Q 出院後身體狀態不佳，老是擔心復發該怎麼辦？

A 出院後病況惡化只是暫時的現象，用「三三七」的觀念加以克服。

「出院後病況與個人預測有出入，感覺身體狀況變差了，但是主治醫師卻說沒有問題……」這種心境經常導致患者感到不安，變得疑神疑鬼；甚至質疑「醫生是不是在說謊」、「是不是又復發了」，而焦慮緊張。像這種時候患者容易會變得易怒，感到悲嘆不已，發洩情緒在他人身上。

手術後或出院後會懷抱這種不安的患者並不在少數，所以我都會事先告訴患者「三三七」的觀念。

意思是說治療後三個月，在手術影響下身體狀況反而會短暫惡化，大約會有三個月的時間持平狀況，接下來的七個月才會像破繭而出似的逐漸改善。

這裡所提出來的時間，會因為治療過程以及患者的復原能力，而出現極大的個人差異，所以只能作為參考依據。自出院後返回自宅起，頭三個月身體狀況並無法回復原狀，反過來說，與身體健康時相較之下，反而會覺得身體狀況似乎惡化了。很多人的體重也會受到手術的影響，比出院時減輕。因此常聽說有人會擔心是否復發了，更有老夫婦夜不成眠流淚到天明。

一般來說，手術後一年內復發的案例並不多見，所以若能像這樣正確告知治療後的預估情形，即便還是會煩惱後遺症的問題，多少也能減少一些不安。

請家屬告知患者：「據說一年內都不太需要擔心復發的問題。」只不過術後肺炎等合併症一旦惡化成重症，還是有可能造成致命傷，所以當持續高燒不退時，請向醫療機關聯絡，即早處置。

出人意料的是，診斷後超過五年以上一直平安無事的患者，還是有很多人會擔心復發的問題，但在一般來說，第五年（乳癌及前立腺癌等癌症則為十年）以後復發的案例極為少數，幾乎可視為完全治癒了。

Q 患者哭泣時，要如何安慰才好？

A 請盡量努力分擔難過的心情。

患者有時也會流淚，為了平息情緒動盪，回復平靜的心情，哭泣也是很有效的一種行為。用淚水洗淨積存在內心的情緒，有時就能讓人變得舒坦許多。

家屬如能與患者分享資訊，便容易聯想得到患者為什麼而哭泣。家屬應體察患者內心的痛楚，並試著輕輕摟肩加以安撫。因為是一家人，不妨也能陪著一起流眼淚，安慰患者：「你應該很難受吧，對不起我不能為你做些什麼。」這也是醫護人員無法辦到的事情。藉著一同流淚，讓患者了解家人也能分擔擺在眼前無能為力的痛苦。男性不擅長在別人面前流淚，但是女性如果有人陪著一起哭，就會將對方視為堅強的抗癌盟友。

Q 身體狀態疑似不樂觀，但又不肯上醫院時該怎麼辦？

A 患者看似難受時，家屬可聯絡醫療機關尋求協助。

許多高齡患者，即便身體狀況不佳，仍會堅持原則，主張「下次預約日期才能去醫院」。雖然身體難受理應上醫院求診，但有時也會提不起勇氣來。

當在一般人眼中感覺明顯有異時（例如發燒、嘔吐等等），就要提醒患者再不處置病況恐將惡化，並確認患者為何不想上醫院的原因。

當主治醫師或醫護人員認定是副作用的關係，才會出現發燒或嘔吐等現象時，症狀不嚴重的話可用吃藥的方式解決，如果症狀嚴重時，醫師或醫護人員便會指導家屬致電院方醫護人員尋求解決方法，所以依此方式處置即可。比方在抗癌劑等藥物治療方面，每種副作用都會制定出嚴重程度，醫護人員會視患者的症狀判斷嚴重程度到達幾級，再作出必要的指示。

此外也會發生醫護人員未曾告知的病況變化，當症狀看似嚴重時，務必向醫護人員聯絡。處置步驟如下：

① 病況惡化時家屬的判斷大多是正確的，應在取得患者同意後，再聯絡醫療機關尋求協助。

②依照指示，考慮採取必要處置、在自宅靜待變化、依照一般模式到醫院求診、聯絡救護車等解決方式。當本人感覺難受時，建議家人採取積極的行動。畢竟努力緩解患者的痛苦，並不會於事後被患者怨恨。

Q 復發時應如何安慰患者？

A 確認醫師的說明內容，一同找尋未來可能性。

上醫院治療原本就是為了「治癒癌症」，但是萬萬沒想到卻被告知令人害怕的癌症復發了，這對患者來說，一定會感到非常絕望。

當主治醫師可能會宣告癌症復發時，希望家屬也能陪伴在側。倘若無法陪伴在側，必須正確掌握醫護人員是如何將癌症復發的事情傳達給患者知道，還有患者對於癌症復發一事的理解程度為何。癌症復發後，進展的情形也是因人而異，有些人可以長時間與癌症共存，幾乎不會出現惡化的情形。

一般來說，癌症復發後便不太可能期望癌症能完全治癒，治療會以抗癌劑等藥物治療或放射線治療等方式，抑制癌細胞生長以及緩和症狀為主。

近年來隨著藥物治療科技的進步，在變換藥物種類的同時，得以與癌症長期共存的案例也愈來愈多了。此外依癌症類型或條件，有些案例也能開刀治療。舉例來說，當大腸癌轉移到肺部或肝臟時，只要條件具備的話，有時可藉由手術切除轉移的病灶，如能切除的話，便得以長期存活。此外也能尋求第二意見，看看是否有新藥的臨床試驗，或是其他的延命治療方式。

癌症復發時，倘若是以抗癌劑等方式積極治療的話，通常會實施知情同意，所以建議家屬可以在場陪伴，同時會適度告知預後情形（預估疾病發展狀況）。

只不過醫師雖然可以告訴患者罹患了哪種類型的疾病、復發的狀況、平均還剩多少時間，但卻無法正確宣告該名患者究竟還剩多少時間可活。有些人可以活得比平均餘命長，有些人則會比平均餘命短。

癌症復發後，很多人身體上的痛苦並不會那麼強烈，但是伴隨後續共存醫療（延命醫療）而來的副作用等苦痛，反而會造成負擔。無論在身體上或精神上，都必須考量經歷緩和症狀、癌末緩和醫療等漫長的痛苦時期，向患者說明清楚。

由於無法正確得知患者會經歷什麼樣的過程，因此患者及家屬彼此都會感到不安，但在這個階段應著重在能說的事情進行溝通。患者被告知癌症復發後會心情低落，對醫護人員的信賴感會降低，開始意識到死亡的問題。這時期的患者，很容易覺得自己成為「癌症難民」。

舉例來說，當患者被醫師建議從積極的治療方式改為緩和醫療時，會感覺「被醫院放棄了」，於是會尋訪民間療法，嘗試是否有其他有效的治療方式，有些人還會到四處的醫療機關徘徊走動。結果每家醫院的診斷都一樣，因此會斷絕與醫院的聯繫，而無法接受醫護人員的協助。為了避免這樣的悲劇發生，必須與醫護人員保持緊密的關係。如有固定就診的醫師，不妨也能借助他的一臂之力。

Q 當患者出現憂鬱或譫妄等精神異常時該如何因應？

A 倘若突然出現異常，應立即與醫療機關聯絡。

隨著癌症病情變化，在病況惡化下患者甚至會出現精神異常的情形，例如癌細胞擴散至腦部或是高鈣血症等等，都有可能造成。

患者也會因為疾病導致憂鬱，或因為止痛藥及安眠藥形成譫妄（輕

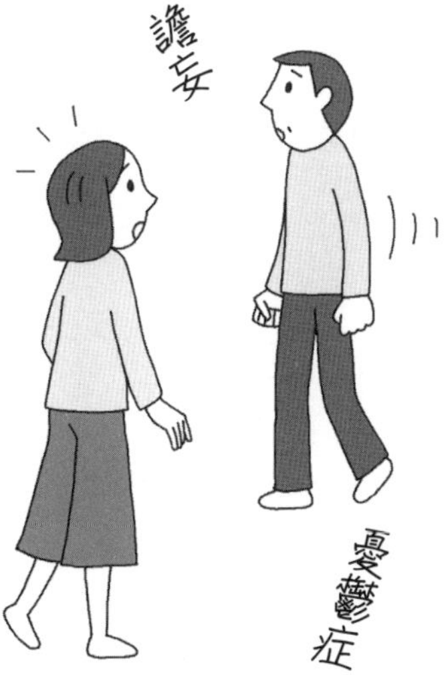

度的意識障礙）等現象，且高齡患者更容易出現意識障礙。

如果患者突然出現急性變化，應迅速向醫療機關聯絡，以尋求協助。若為緩性變化，最好在適當時機向醫療機關諮詢。

Q 當患者似乎在擔心身後事時應如何應對？

A 一起討論未來的事情，用「充滿希望」的言論結束對話。

患者對於自己的狀況已有心理準備，並接受現實，但不時仍會滿心煩惱，讓患者心情低落的原因大多與擔心家人有關，例如煩惱「當自己走了之後，家人要如何生活」、「似乎來日不多了，生意的事情該如何處理」等與醫療無關的問題。

像這種時候，有時需要排除醫療面的考量，與家人之間好好商量。家人往往容易馬上岔開話題，要患者「別說傻話，先治好癌症再說」，但是患者反而更希望家屬能「用審慎的態度面對現實」。

與其讓患者的心情如坐雲霄飛車一般起起伏伏，倒不如與患者好好討論「應做的事情」、「想做的事情」、「能做的事情」，**事先明瞭他的想法，這樣似乎才能讓許多患者內心平靜下來**。當患者開始談論「人生最終章」的事情時，可見他們已經作好某種程度的心理準備，所以應誠實以對，不要轉移話題。

此時最重要的，須以「家屬不知道會不會出現（類似患者所想像的）不好的結果」為前提。

事實上被宣告只剩〇個月生命的患者，後來長時間存活的例子也不在少數。

通常當患者開始談論「人生最終章」的話題時，家屬都會坦然認同，因此有時會莫名奇妙地相信自己悲觀的想法或許會成真，所以每次聽完患者的傾訴後，請一定要用「充滿希望」的言論結束對話。

Q 如何讓患者及家屬可以心無罣礙凝聚一心？

A 接受患者的想法，「愛」大過一切。

現在來彙整一下，當對抗癌症的患者心情低落或是滿心操煩時，有哪些共同的解決之道。

以下五點，就是患者與家屬能夠心無罣礙，圓滿統一步調的關鍵要點。

①分享資訊

②進行心與心的對話

③患者可以感受到家屬能夠體諒自己的關懷之情

④患者可以感受到自己存在的價值與擁有一席之地
⑤家人間得以「同悲共苦」的感情

身為家人，最重要的就是真心接納疾病纏身的患者。**「愛」這個字，也能讀解成「接受一顆心」**。不管患者會出現什麼奇怪的想法想法，請先真心接納，假使這種想法有誤的話，再慢慢修正即可。

即便這種想法不對，也不要在第一時間大力排斥，而是先予以接納，接著再進一步分析「為什麼患者會出現這種想法」，才能順利解決。

如能像這樣接受患者的內心想法，才能體會患者的悲傷，感受患者的痛苦，也就是所謂的同悲共苦之心。

當患者能夠體察到家人的這種心情，自然能加深信賴關係。這樣一來對話也才能更深入，容易溝通意見，使彼此的關係呈現正向循環。

患者治療結束後，常自認為還沒有回復正常狀態，但在這期間家人卻已經以為他們痊癒，而以平常心對待。

這點請大家特別留意，即使患者外觀看起來活力十足，但在經歷慢慢療程，內心往往還沒有辦法立刻回復正常。

癌症患者在治療後，等同於身心受創的人。需要等到患者自己覺得身體回復健康了，此時才能脫離弱者的身份。

在這之前，請家屬別忘了用溫柔體貼的態度對待他們。

第3章

癌症診療過程

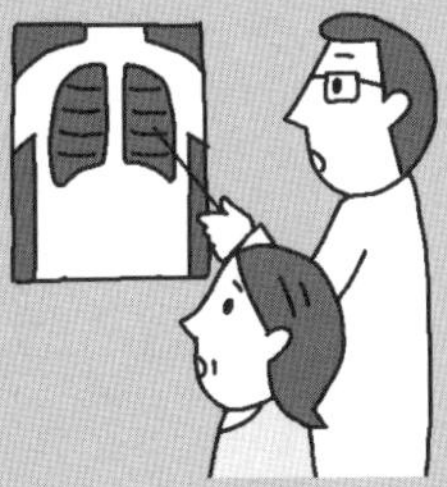

醫師同時進行「通知」及「說明」

患者與家屬共同對抗癌症時，如能事先了解大略的癌症診療過程（診斷、治療等流程），也能更容易理解醫師的說明。

說明時間點會因醫師而異

醫師說明是指類似醫療方面的作法，在診療的各個階段會以「通知」或「說明」的方式來進行。有時在向患者解說完治療方式後，會用「知情同意（說明與同意）」的模式徵詢患者的「同意」或「選擇」。

「知情同意」屬於醫師的說明義務之一，即便患者及家屬沒有要求，醫師也一定會在重要的時間點進行這項工作。**醫師會說明病況與診斷、治療方針，請患者同意他說明的內容，因此才會被解釋作「說明與同意」**。有時當治療方針出現若干選擇時，醫師也會要求患者從中擇一。而且知情同意會視診斷及治療的進度，分成好幾次進行。

醫師或許未必會宣告他在進行知情同意，但是當醫師針對病況及治療方針進行說明並徵詢患者同意時，便可視為醫師在進行知情同意的工作。

癌症疑慮、精密檢查

癌症會被發現，通常是因為「經癌症篩檢疑似罹癌時」，或是「正在診療其他疾病期間透過檢查被指出有異常時」，還有「患者感覺自己好像出現癌症症狀而向醫師求診時」。在這種時候，上醫院接受詳細檢查，最後被診斷出癌症的比例，推估約為十分之一到五十分之一左右。經癌症篩檢最後發現罹癌的比例，約佔整體的兩成左右。

癌症診斷、通知

診斷癌症時，首先會詢問患者的症狀，進行影像檢查等必要檢查。無法排除罹癌可能時，會從病變部位採取小部分組織，透過顯微鏡觀察有無癌症細胞，利用這種「病理檢查」的方式作最後判斷。

一旦被確診出癌症後，會立即通知患者。反過來說，當罹癌可能性低時，則會定期在每一個月或每一年，重複進行相同的檢查，以確認患者沒有罹患癌症。

癌症治療、知情同意

一旦被確診為癌症後，會以「手術」、「放射線治療」、「抗癌劑、標靶治療藥物、賀爾蒙藥物等藥物治療」作為三大支柱手段，討論應採取何種治療方式來治癒癌症。近年來隨著治療技術的進步，愈來愈多患者，包括早期癌症也都會在手術前、手術後實施藥物治療及放射線治療，以縮小癌症提高手術成效，或是實施術前、術後輔助療法，以消滅手術後殘存的癌細胞，拉升治癒率。

「醫師說明治療方針，患者理解治療方針，同意醫師進行治療」，這就是在癌症診療過程當中，最為重要的知情同意。

患者及家屬應事先了解一下，醫師在說明時會提出來的三大重點內容＝「癌症類型」、「代表進展程度的疾病期別（階段）」、實施相關治療後對於治癒情形的「預估疾病發展情況（預後）」。

癌症治療三大支柱

手術治療（局部）

- 手術
- 內視鏡手術
- 腹腔鏡手術
胸腔鏡手術
- 機器人支援手術

放射線治療（局部）

- 放射線
- 重粒子
- 近接治療

藥物治療（全身）

- 抗癌劑
- 標靶治療藥物
- 賀爾蒙藥物
- 免疫賦活劑

「癌症類型」若以「肺癌」為例，底下還細分成更多分類，例如「扁平上皮癌」、「腺癌」、「小細胞癌」、「大細胞癌」等等。

治療方針會因每一種類型的癌症而出現重大差異。此外視癌症類型，有時並不會像這樣細分成許多分類。「疾病期別（階段）」代表癌症的進展程度。大多分成一至四期，但是某些類型的癌症也設有零期。有些癌症也會依照每個階段，進而細分成a、b、c等期別。

「疾病期別」的認定方式（階段區分）會因癌症類型而異。絕大多數會參考所謂的「TNM系統」，統合癌症的大小與深度＝T（取自tumor的第一個英文字，也就是腫瘤的意思）、轉移至癌症周圍的淋巴節＝N（取自lymph node一詞中的N，也就是淋巴節的意思）、轉移至癌症遠處器官＝M（取自metastasis的第一個英文字，也就是轉移的意思）這三點要素來決定疾病期別。

舉例來說，當患者的癌症「範圍有點大，也有部分轉移至淋巴節，但還沒有轉移至遠處器官」時，會依據每種癌症進展程度的診斷基準，比方說會判定為「T2N1MO」。

這種組合方式共有數十種，其次再依照每種癌症類型，依照進展程度所判定的「疾病期別（階段）分類」，決定「T2N1MO」是屬於零至四期的哪一期。然後再視疾病期別（階段），建議患者進行從過去研究成果中歸納出來的各階段「標準治療方式」。

● **參考「病理期別」考慮追加治療**

在手術前依據影像檢查及病理檢查所判定的「疾病期別」，正確名稱叫作「臨床期別」。另一方面，可透過手術切除病變部位，進行病理檢查時，便可判定「病理期別」。

後者會以肉眼或透過顯微鏡觀察癌症切除組織，更加明確地判定疾病期別。因此「手術後的追加治療（術後的輔助療法）」或是「治療後的預估疾病發展情況（預後）」相關說明，可說都會根據「病理期別」來進行。

- **「治療後的預估疾病發展情況（預後）」為整體平均值**

每一位患者的「癌症類型」或「疾病期別」，大部分都會是正確的資訊，但是「治療後的預估疾病發展情況（預後）」，醫師的推測範圍通常是依據統計數據，並不是專為每一位患者進行考量。

因此醫師會向患者說明：「相同病況的患者如果進行這種治療，有七成的患者能治癒，但剩餘的三成患者會很難完全治癒。不過患者無法自行判斷會不會治癒。」

- **藉由「五年存活率」來說明「治療後的預估疾病發展情況」**

若進行手術等以治癒為目的的治療時，會以「治療後的預估疾病發展情況（預後）」作為預測時的醫學指標，使用「五年存活率」來表示診斷出癌症後存活超過五年的患者比例。

這是運用過去的數據計算出來的統計數字，也就是針對某種癌症實施固定的治療方式後，存活超過五年的機率到達幾成的意思。

為什麼會以五年為基準，這是因為針對惡性程度較高的癌症進行以治癒為目的治療時，許多案例在治療後一到三年會復發，經過五年後幾乎就不會出現復發的情形。因此五年過後透過檢查如果沒有發現復發或轉移的徵兆時，雖然無法百分之百確定，但是大致上可以穩妥地判斷癌症治癒了。醫師會向患者說明「五年過後如果沒有復發便可視為完全治癒」，此判斷依據就是基於這項數據。

此外在惡性程度相對較低的乳癌或前列腺癌，有時會在經過五年之後又發現復發的情形，因此有時治癒的指標會以「十年存活率」為依據。

進行手術治療的人，會在術後使用「病理期別」的數據，如此便可更精準地告知患者「預後」狀況。只不過需要每個月的檢查數據，因此大多數會在出院後才向患者說明。

● 治療基本上以「標準治療」為主

癌症的治療方針，會因癌症類型出現極大差異。即便為同一類型的癌症，也會依每個人癌症的進展程度、年齡、身體狀況，而採行各種不同的治療手法。

以相對年輕的年齡層，也就是不到七十五歲的患者為對象，實施實驗性治療（臨床試驗）結果顯示，在罹癌當下被視為最理想的治療方式，就是「標準治療」。醫師原則上會建議患者進行標準治療，但是當標準治療效果無法讓患者認同時，或是因癌症進展程度、年齡、身體狀況而無法實施標準治療時，就必須依據醫師的經驗，考慮標準治療以外的治療方針。

● 「積極治療（抗癌治療）」、「支持療法」、「緩和醫療」

所有積極對抗癌症細胞的治療（例如手術、抗癌劑、放射線治療等，以攻擊、消滅癌症為目的的治療），有時統稱作「抗癌治療」。

在「抗癌治療」同時出現症狀惡化、副作用、後遺症、合併症，為了減輕這些症狀的治療，則稱作「支持療法」。為了患者的心理照護，以及緩解伴隨癌症病況惡化而來的全身疼痛，則會進行「緩和醫療」。

透過「癌症觀察期」確認復發情形

手術等「抗癌治療」結束後，如能切除癌症病變部位，就會出院並進入斷定治療效果的「癌症觀察期（跟進）」。

癌症不同於其他疾病的地方，就是會存在這段癌症觀察期。若為早期癌症，治癒機率高達九成以上，因此不必對於復發一事過於敏感；但在治療期間病況有所進展，治癒可能性僅有幾成的狀態下，醫師也會不時擔心復發的問題，而會在癌症觀察期透過檢查一邊進行確認。

許多患者反應，在這段癌症觀察期感到不安而痛苦難耐的情形，比治療期間更為加劇。家屬以為患者已經恢復活力了，於是大多會像從前以樣將患者當作健康的人對待，但是患者往往認為癌症還沒有完全治癒，因此患者與家屬間的認知落差，有時就會造成問題。

癌症在這段觀察期間沒有復發，且經過五年（有些癌症需要十年）以上的話，幾乎就可以斷定為完全治癒，結束癌症治療了。

復發時主要處置方式採取「抗癌藥物治療」

即使在癌症觀察期復發，一部分的癌症進行下述治療，即可再次採行以治癒為目標的治療途徑。但是這種案例並不常見。

許多時候，復發後並不會以治癒癌症為目標，而會盡量與癌症共存，轉做「共存醫療（延命醫療）」，以長時間延續理想狀態為目標。

癌症復發後，除了已經發現的復發病變部位之外，還可能存在影像檢查找不出來的病變部位。所以在進行共存醫療時，並不會採取手術或放射線治療這種局部治療方式（針對身體某一處治療），而會採取作用在全身的抗癌劑治療作為主要的治療方式。在此階段已經很難治癒癌症，因此會將目標放在「延命」這點上，以防止癌症擴大，盡可能延長能夠正常生活的時間。

當抗癌劑治療的目的在於作為手術後的輔助治療，以及針對血液腫瘤以期「治癒癌症」時，會將目標設定在「進行幾次（幾回合）後結束」，倘若經過一定期間的治療後效果顯著的話，當下就會結束抗癌劑治療。

反觀復發時抗癌劑治療的進行方式，首先會搭配可發揮最佳延命效果的抗癌劑進行標準治療，當發現癌症惡化後，再變更成有別於標準治療的其他治療組合方式來進行治療。

接下來所進行的各種治療方式效果會愈來愈差，但是只要患者提出要求，原則上都會認同具有治療效果，並在容許副作用的範圍內繼續治療，等到再也看不出效果後再結束治療。

接下來會從下述幾個選項中作選擇：①考慮採用為確認治療效果正在進行臨床試驗之藥劑、②停止積極抗癌治療，接受癌症擴散，且病況惡化的事實，然後依靠減輕痛苦的緩和醫療。

「共存醫療」也稱作「延命醫療」，隨著最近抗癌劑的進步，能夠長時間減少痛苦，正常生活的患者愈來愈多了，因此本書才會使用「共存醫療」這個名稱。只不過在採用藥物治療時，縱使效果非常顯著，但是大部分還是無法根絕癌細胞，因此患者也會說他們正與癌症共存。

● 轉移癌症會使用在原發癌症上能看出成效的藥劑

舉例來說，當大腸癌轉移至肝臟時，由於肝臟會出現病變，因此一般多數人很容易誤以為在接受肝癌治療。

同理可證，大腸癌轉移至肺部時，也會誤以為是在治療肺癌。然而發生在肺部或肝臟的轉移病灶，就是由原本的大腸癌轉移過來的，具有大腸癌的性質。

因此在癌症復發、癌症轉移時採行的抗癌劑治療，並非肝臟或肺部這些轉移部位的癌症治療，不管轉移到什麼部位，都會採行在大腸癌等原發癌症上能看出成效的抗癌劑治療。

● 共存醫療時間因人而異

對於惡性程度較低的癌症來說，有時候共存醫療時間可長達數年。以惡性程度較高的癌症而言，即便實施被視為標準治療的抗癌劑治療方式，也常見患者在幾個月或幾年內就病情惡化了。

只是這些都是以平均值來推估的正常狀態，即使病況相同且一開始進行的治療方式也一樣，仍舊會因人而異，有些患者會急速惡化，另外有些人卻能正常生活好幾年的時間。

緩和醫療

當無法實施積極的抗癌治療或共存醫療後，通常就會考慮轉做「緩和醫療」，但是大多數患者表面上看起來活力較佳的時間還是會持續一段時間。也就是醫師向患者提議「考量到你的身體狀況，雖無法進行積極的治療，但是可藉由緩和醫療來控制疼痛等症狀，同時想做什麼就去做什麼」的這段時間。

在這種時候，都會有很多患長及家屬反應：「明明接下來病況會惡化，卻說讓患者想做什麼就去做什麼，真叫人不知如何是好。」

接下來會思索：「既然這裡表示已經沒有其他醫學上的治療方式了，或許到其他醫療機關能夠尋求別的治療方式。」某段時間甚至還會心生求助民間療法的念頭。「癌症難民」這個名詞，就是在指陷入這種狀況的患者。

癌末醫療

緊接著當癌症惡化，面臨生活有困難的最終章時，患者就會走到自覺死亡將近的時期。在這段時期會盡量抑制症狀，視需求使用醫療用麻醉藥物來控制疼痛，同時進行著重在心理照護的「安寧緩和醫療（臨終照護）」。

此時也可選擇在專門負責癌症末期緩和醫療的「安寧醫院」，或是癌症專科醫院附設的「緩和醫療單位」度過。

● 緩和醫療與安寧醫院

「緩和醫療」是指「緩解疼痛等身心痛苦現象的醫療」，除了在癌症末期採用之外，有時也會從診斷出癌症時與治療同時並行。

反觀「安寧醫院」主要是指專為癌末患者進行緩和醫療的設施（醫院或是醫療單位）。「緩和醫療」主要會由緩和醫療專科醫師、護理師所組成的緩和醫療小組來負責。

第 4 章

高齡者的癌症治療方式

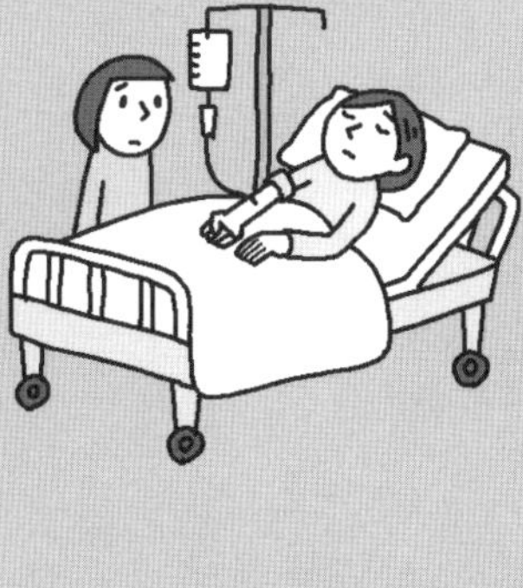

高齡者罹癌後並不一定進展緩慢

高齡者是指幾歲以上？

先來解釋一下，「所謂的高齡者是指幾歲以上」。一般在社會上將超過六十五歲的人稱作高齡者，在醫療領域也是依照健康保險的年齡區分，將六十五到七十四歲分類為「前期高齡者」，將七十五歲以上分類為「後期高齡者」。

然而依照日本二〇一〇年的統計資料顯示，所有的癌症患者有百分之四十一超過七十五歲，百分之二十九為六十五到七十四歲。在此就一般高齡者的定義而言，七成被分類為高齡者。

本書一般會將七十五歲以上的患者解釋成高齡者，但在治療之際，主治醫師並不會視實際年齡進行判斷，而會詳細考量每一個患者的健康狀態、治療會造成身體的負擔、經由治療可期待的正面影響等等。

治療時會重視身體、精神機能

在癌症治療的第一線，不會考慮實際年齡，而會在評估患者身體、精神機能後，將重點放在患者能否受得了手術治療、放射線治療、藥物治療這點上頭。就算年紀尚輕，但是對於身患各種疾病的患者，以及預測治療會對患者造成極大負擔時，就會慎重判斷如何進行治療。

治療基本上採取標準治療

治療癌症時，會依照癌症類型、進展程度進行討論，建議患者採行可獲得最

高齡者的治療方針須依據醫師經驗進行考量

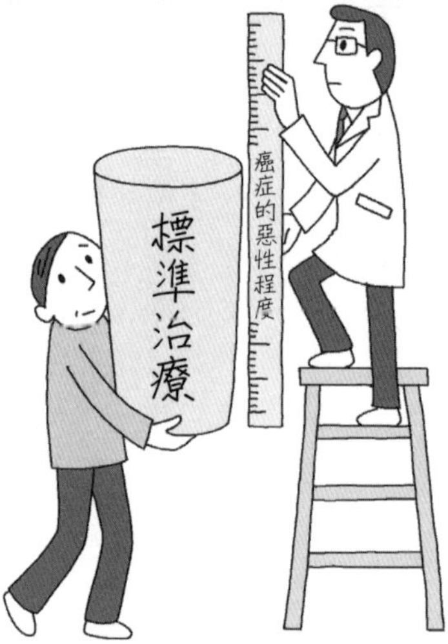

佳成效的「標準治療」作為首選的治療方針。

「標準治療」是指根據患者所參加的臨床試驗，分析出明確的「科學根據」，例如「抗癌效果等益處優於副作用等缺點」，或是「比其他治療方式效果更佳」等等。

然而這種臨床試驗有關七十五歲以上的高齡者癌症治療，其相關科學根據仍不夠充足。因此必須依據主治醫師的經驗來制定治療方針。

高齡者罹癌後並不一定進展緩慢

患者如為高齡者，必須注意很多方面的細節。一般常說，「高齡者罹癌後進展緩慢（惡性程度較低）」。從出現癌症至診斷出來為止會經過十年以上的歲月，惡性程度較低的癌症通常長得比較慢，所以許多人上了年紀後才發覺自己罹癌。

例如好發於高齡者的前列腺癌，就是惡性程度較低的代表性癌症。因此「高齡者所罹患的癌症惡性程度較低，進展也較緩慢」，造成大眾容易有這種觀念有一部分是正確的。

不過癌症是由於基因異常所引起的，因此隨著年紀增長，基因的異常也會增加。當重要基因發生異常，無關乎年齡，高齡者也會出現惡性程度高的癌症。

醫師不會考量年紀的問題，而會判斷所罹患的癌症是屬於進展速度慢且惡性程度低的癌症，或是惡性程度高的癌症，進而研討治療方針。在這個階段，醫院並不會參考患者年齡，而會考量癌症的惡性程度來擬定治療方針。

患者是否能夠忍受治療過程

第一步考慮「標準治療」

現在就來看看實際為高齡癌症患者看診的醫師，在研擬治療方針時的想法以及注意事項。

首先會考量病況，即便負擔大，但是癌症治療可望看出極大成效時，會考慮能否採行針對一般患者的標準治療，也就是普遍認定適合「癌症類型」、「疾病期別」的最佳標準治療。

採行標準治療後，當醫師判斷缺點大於優點時，就會去尋找例如放射線這種，對於高齡者而言實施起來相對較為安全的治療方式。只不過可實施放射線治療的癌症類型很少，所以找不到治療方式也是常有的事。

當醫師判斷積極的抗癌治療會對患者造成更多不良影響時，就會建議他們接受緩和醫療，以緩解各式癌症所引發的症狀，並盡可能拉長正常生活的時間。

關鍵在於患者是否能夠忍受治療過程

站在高齡患者的立場，是否能夠忍受治療過程是關鍵要素之一。因此「身體機能」以及「理解力」比「實際年齡」更為重要。

主治醫師會參考「身體狀況」、「觀察事實」、「理解能力」、「精神狀態」等各方面，判斷患者能否忍受得了預期的治療方式。

醫師在判斷能否忍受治療過程時，也會視癌症類型或發生部位而異。譬如說，即便手術後負擔還是相對較小的乳癌或皮膚癌，大多不會考量年齡因素便進行治療，但是負擔相對較大的手術，就會慎重考慮優缺點再行判斷。

有時也會參考「日常舉止」作判斷

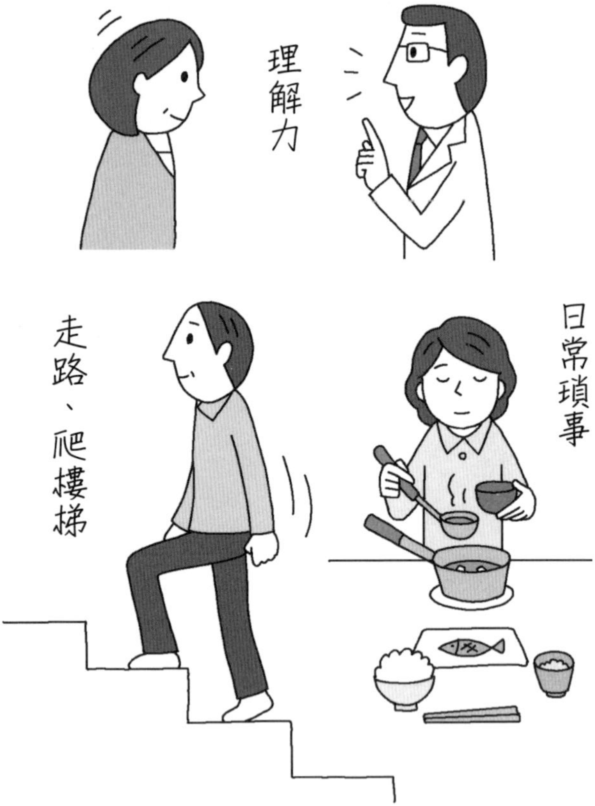

有時也會參考「F因素」作判斷

無法確定眼前的患者能否忍受治療時，有些醫師會參考「F因素」作決定。「F」是英文字 face（臉）的第一個字母，簡單解釋就是「臉色」的意思。醫生會觀察患者是否會因為治療，導致不適，或是感到辛苦。此外「日常舉止」也是重要的參考因素。

醫生考量「F因素」時，其中也包含同步參考患者接受治療後，是否會影響日常生活機能，具體來說有以下幾個重點：

①日常瑣事能否自理。

②是否可與同年齡身體健康的人一樣走路、爬樓梯。

③能否充分理解說明內容。

應延長壽命還是提高ＱＯＬ

醫師考量的治療方針，是否能延長該名患者剩下來的時間，或是會造成未來生活品質（ＱＯＬ）哪些影響，都是用來評定治療方針的關鍵要素。

舉例來說，當八十五歲的肺癌患者其呼吸及心臟機能衰退時，即便動手術切除癌症，也會消耗體力，延長住院期間，提高出現合併症的可能性。因此推測無法延長太久的壽命，而作出不應該動手術的結論。反觀八十五歲了身心仍然健全的患者，有時也會實施負擔少的手術，進行治療。

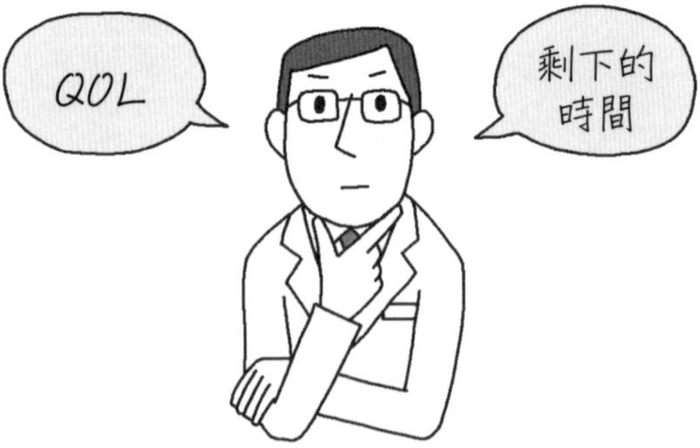

這是發生在過去我受邀至老人會演講時的事。兩位活力十足年近九十歲的老人家，他們在靜岡癌症中心接受了肺癌手術，現今仍然十分健康，於是來向我打招呼。對於醫護人員而言，為高齡者動手術相當危險，負擔也很大，不過從這次的經驗看來，讓我明白不能單憑年齡來決定治療方式。

如為無法動手術的嚴重癌症，即使進行抗癌劑治療，醫師仍舊判斷只能看出些許延命效果時，可說大多會施以緩和醫療，以期提升剩餘時日的生活品質。

尊重患者的意思再選擇治療方針

決定治療方針的當下，必須尊重患者的意思才行。首先最重要的就是患者應充分理解治療方針所衍生的危險性。有時候治療反而會縮短剩餘時日，或是因副作用、合併症、後遺症，以致於所剩時間恐怕得在生活品質低落的狀態下度過。倘若即便如此患者仍表示希望積極治療的話，醫師會考慮各種方式，檢討是否能配合患者的要求。此時只要滿足「患者的狀態能夠承受得住動手術」、「透過治療可以獲得更多效益」、「患者本人強烈希望」等條件，就會積極治療。

高齡者容易出現嚴重合併症或副作用，回復也較慢

即便醫師判斷可積極治療，但是高齡者必須擔心的層面還是不同於一般患者。一般來說，很多高齡者都身患會增加手術危險性的疾病，例如心臟疾病或糖尿病等等，因此較容易出現嚴重合併症或副作用。此外因為年事已高，手術創傷回復得也較慢，手術後也比較容易染上肺炎等疾病。

因此醫師在決定動手術時，哪怕復發的可能性再高，也會採行較小規模的手術。此外在放射線治療方面，則會加以調整，比如說斟酌照射線量。在進行抗癌

劑治療時，會設法減少藥劑的種類，或是減少投藥量。

就像這樣，醫師會以達到相同效果為目標，但同時盡可能致力減少副作用、合併症、後遺症。這部分須靠經驗豐富的醫師加減斟酌，否則很難完成。

負擔較少的新型手術

徹底採行緩和醫療後，當預測生活品質會明顯惡化時，有時必須作好發生危險的心理準備，接受手術等治療方式。

在手術機器的發展之下，即便為高齡者也能降低危險性了，只要細心留意，縱使年紀已經高達八十五至九十幾歲，有些患者仍可進行肺癌或大場癌手術。

近年來，高齡者也能進行癌症治療，而且幾乎不會造成負擔的可能性愈來愈高了。舉例來說，針對消化管早期癌症（胃癌、大腸癌、食道癌）的內視鏡治療、腹腔鏡手術，或是以完全治癒可照射部位的癌症為目標的放射線治療等等，都是不太需要留意是否為高齡者即可實施的治療方式。

不接受治療且置之不理的話，將衍生致死的危險性，或是會導致腸閉塞危險性相當高，但對於患者負擔少的手術方式已經研發完成，在本人甘冒風險也希望動手術的情形下，有時便會採取積極的手術治療。

所以最終在醫師判斷「雖有危險性，但還是可能先透過手術進行抗癌治療，結果順利的話將獲得更多效益」，患者也期盼進行這種治療時，就會允許實施積極的治療方式。但當在各種條件都不符合時，尤其醫師判斷危險性太高，也無法獲得那麼多效益時，便以選擇緩和醫療等方式為宜。

患者不認同治療方針時，可尋求第二意見

縱使具備前文所述的原則，每一位高齡癌症患者應進行何種癌症治療，並沒有標準的治療方針可言，因此大多會因醫師而出現不同的論點。

患者及家屬大多會反應：「只要有任何可能的治療方式，都希望能夠救救患者。即便因治療而喪命，也可以接受這種後果。」

但是對醫師而言，過度積極治療，可能會發生「矯枉過正」。此時會歸究於醫師的責任，所以大多數的醫師在擬定高齡者的治療方針時，可說都會有慎重以對的傾向。討論高齡癌症患者的治療方針時，當感覺患者及家屬無法認同醫師所提建議，最好向經驗豐富的醫師尋求第二意見。

選擇積極治療也會增加家屬的負擔

選擇積極的治療方針時，無論是醫護人員或是家屬都必須有所覺悟，因為有別於照顧一般的患者。入院後高齡患者的體力會明顯衰退，因此會經常在走路時跌倒，或是從床上跌落，而且藥劑的效果也不穩定。平時常用的安眠藥，若在入院時或是在治療後服用的話，容易陷入譫妄狀態，而且這種情形並不少見。

此外若是讓高齡者一直躺在床上，容易使得體力及肌肉一口氣衰退。因此醫護人員在控制手術後傷口疼痛的同時，即便患者排斥，也會努力讓他們坐起來，或是走幾步路。在家屬眼中，會感覺「讓老人家這麼做太可憐了，應該多讓他們休息才對」，但是為了讓他們的體力、肌肉、傷口復原，有時對於高齡者的要求不得不比一般患者來得更加嚴厲。

高齡者住院期間，家屬的負擔也會變大。有時候一般患者只需要到醫院探病即可，但是高齡患者有時就得在醫院要求下，一直陪伴在側才行。

高齡者大多在環境突然改變時會出現精神不穩定的狀態，有些人在某些情況下甚至得寸步不離，需要家屬的協助。

必須作好心理準備，治療會伴隨合併症等重大風險

家屬也必須作好心理準備，治療會伴隨重大風險。舉例來說，手術過後容易感染肺炎，或是因手術導致心肌梗塞或腦梗塞等症狀。還有一些年輕患者在治療時不常發生的情形，例如體力一口氣下降，變成臥床不起，或在治療後演變成失智症惡化等等，卻會在高齡者身上造成極大風險。

抗癌劑治療也是一樣，高齡者會出現強烈副作用，而且也需要很長一段時間

有時會伴隨合併症等風險……

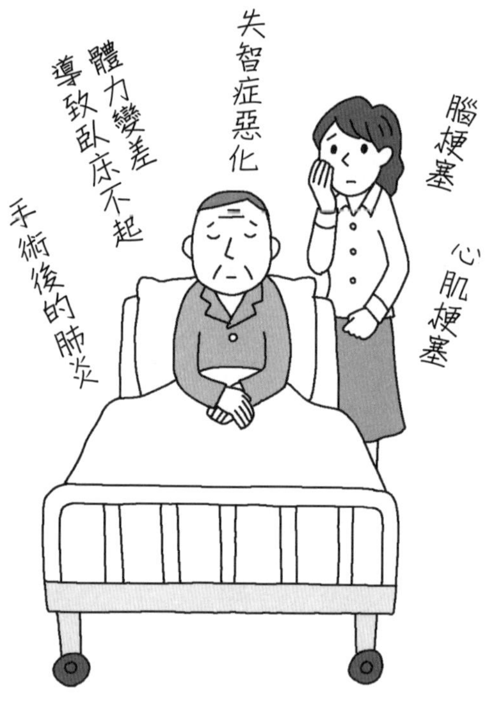
失智症惡化
體力變差導致臥床不起
手術後的肺炎
腦梗塞
心肌梗塞

才能自副作用中回復健康。家屬必須了解，高齡患者因治療所衍生的副作用、合併症、後遺症，都會比起一般患者嚴重許多。因此最後即便出院後能夠在自家生活，平時也無法像治療前一樣，常發生必須積極協助料理生活瑣事的情形。

家屬必須隨時注意，高齡患者的癌症治療，無論在治療期間或是治療後，身體狀況與精神狀態可能都與治療前大不相同了。

事先考量出院後的醫療、照護需求

高齡癌症患者在住院期間會有醫護人員負責必要的治療及照護，出院後也必須假設上述這些狀況，家屬最好事先考量到出院後也能確保醫療、照護的需求。

首先在治療方面的問題，希望家屬能夠聯絡社區的診所或到府看護中心，確保日常診療、看護需求。當接受癌症治療的醫院距離遙遠，很難在緊急時刻提供協助時，這點尤其重要。無依無靠的高齡患者，或是只能老老看護時，社會福利機構雖能提供協助，但是如果家屬相隔兩地距離遙遠時，醫院及行政機構的努力也有一個限度，因此大多必須要求家屬負責。

光靠家屬無法照護的時候，在日本則可利用「看護保險」，向社區統合看護支援中心或是照護經理洽詢，確認是否能提供居家看護或是陪同到醫院看診等服務。由於使用看護保險的話應備妥「需要看護診斷證明」，所以相關手續也需要事先詢問清楚。只要使用看護保險，就能在低額費用下，視需要看護的程度定期接受看護工派遣服務，也能租用電動床或輪椅。

第 5 章

與醫護人員的溝通

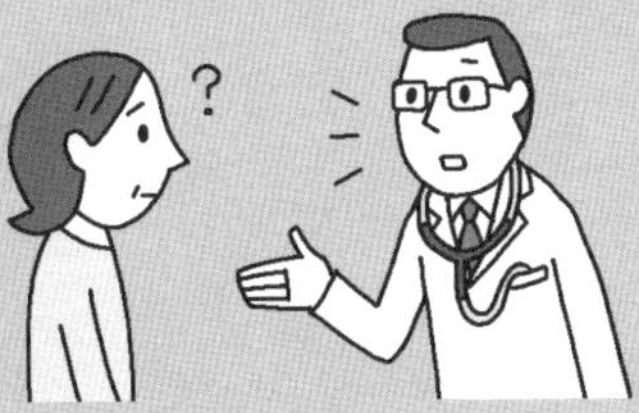

癌症治療需與醫護人員通力合作

藉助醫師及看護人員組成的醫療團隊之協助

癌症醫療已改頭換面，變成「患者參與醫療」的時代了。癌症治療不再是「全靠醫師作主」，已經進步到需要患者與家屬、醫師及醫護人員的通力合作。

近年來包含癌症專科醫院等多數醫院，皆提出「跨領域醫療團隊」的概念，由醫師、護理師、藥劑師、營養師、社會福利工作人員等各種醫療工作人員合作，思考最佳的方法來協助患者。除此之外，還有協助準備醫療物品及打掃設施的職員、負責醫療行政工作的行政人員等眾多工作人員各司其職。

與醫護人員站在同一陣線

患者與家屬在對抗癌症時，切記要積極與醫護人員站在同一陣線。內心出現什麼煩惱，都請直接告訴醫護人員。許多人難免擔心「拜託醫護人員某些事情，對方可能不會理會」，而滿心猶豫該不該說實話，但是若能拿出「先試再說」的勇氣嘗試看看，有時就能找到理想的解決方法。

舉例來說，在住院期間食不下咽時，可請主治醫師介紹營養師（或是營養支援小組等等），獲得營養面的協助或是如何進食的建議。在藥物方面如有任何疑問，也能尋求藥劑師的諮詢。再者，護理師常會負起與其他領域醫護人員的溝通橋樑角色，所以當不知與什麼人商量時，不妨也能向護理師詢問看看。

在此舉個案例，「某位患者為了接受內視鏡檢查，喝瀉藥將肚子排空後，肛門卻痛到受不了。向護理師諮詢後，擦了止痛軟膏，才舒服許多」。若患者勇敢跟醫護人員表達自己的需求或煩惱，醫護人員也會盡量減輕患者負擔。

與主治醫師建立高信賴關係

坦率提出煩惱及疑問

癌症治療時，患者、家屬與主治醫師之間不可欠缺良好的溝通。

由於患者面對不明確的未來會心生膽怯，再加上往往很難理解主治醫師針對疾病及治療所作的說明，因此內心的不安情緒大多會愈來愈擴大。

患者有時在醫師面前會感到緊張，因而遺漏了想要詢問的事情，或是腦中正在回想醫師的說明時，醫師卻已經進入下一段主題，因而無法跟上進度。

當說明途中發現有哪裡聽不明白時，不妨也能告訴醫師「說明時可否稍微放慢速度」。也能善用醫師準備的小手冊或是可信賴的網站資訊，以加深理解的程度，以利雙方溝通，了解病情。

為了能夠認同醫師並接受治療，患者必須盡可能坦率地將自己的狀態告訴主治醫師。很多患者及家屬都會擔心「把某些事情告訴醫師會不會被嫌棄」，但有時醫師也會透過患者的疑問或煩惱發現一些事情，反而幫助病情。

醫師也有保密義務，所以建議患者應將煩惱及不安坦率地告訴醫師。

將治療相關疑問記下來再提問

只不過由於醫師會負責許多患者的診療工作，十分忙碌，所以時間上有所限制。對於患者而言，可能會認為「主治醫師是我一個人的醫生」，但是對於醫師而言，「患者卻只是眾多患者的其中一人」。

為了公平對待所有的患者，專心治病，無法只針對一名患者分配較多的時間。因此在與醫師溝通時，最好優先談論疾病及治療相關事宜。

當患者的言談東扯西扯離題時，會導致醫師無法抓住重點，還會浪費時間，造成困擾。

養成寫療養筆記或療養日記以利治療

建議大家可以事先將患者的病況、每日身體狀況的變化，預定接受的治療與行程，醫師或醫護人員的說明內容、合併症及副作用的症狀，擔心的事情、治療過程中遇到的問題等等記錄下來，寫成「療養筆記」或「療養日記」。

如此一來，只要在看診當天，將相關的筆記帶去醫院，就能幫助提問，順利與醫師、醫護人員溝通。

寫下「療養筆記」或「療養日記」，除了幫助溝通，也能觀察患者每一天的變化，更加了解患者的狀態，有效幫助治療。

接受治療時可提問的問題範例

① 病名、疾病期別、惡性程度

「罹患的是什麼癌症？」
「擴散到什麼程度了？」
「到達哪一個階段？」
「屬於惡性程度高的癌症嗎？」

② 治療方針

「最佳的治療方針是什麼？」

③ 治癒率、復發的可能性

「五年存活率有多少？」

④ 治療所產生的副作用、合併症、後遺症

「會出現什麼副作用或合併症？
會有後遺症嗎？」

⑤ 注意事項

「患者、家屬應該注意的
事情為何？」

⑥ 治療行程、住院期間、回診間隔時間

「要住院住多久？」
「希望醫師告知治療的
行程規畫。」
「出院後是否仍需要回診？
需要回診多長的時間以及
回診間隔時間為何？」

⑦ 與其他治療方式的差異、優缺點

「希望醫師告知與其他治療方式
相較之下的優缺點。」

學習預備知識，面對事實、接受治療

利用候診時間預習，以助於理解醫師說明

從一般的醫療機關被轉診至專科醫院等專科醫師處時，手術前（治療）通常沒什麼機會與主治醫師見面。

初診時與醫師見面後，會安排檢查再來醫院，檢查結果出來的當下，才會再次與主治醫師面談，進行知情同意。

雖然會因癌症類型而異，但當患者在面談當下選擇治療方針後，接下來通常就是一連患的緊密行程。

比方說過陣子會接受手術前的檢查以及辦理住院手續，接著在自己家中等候住院通知，住院隔天立即動手術。

患者或許會對於「明明性命悠關，但從診斷到治療為止，這一連串的過程彷彿像生產線般進行」，以及萬萬沒想到與主治醫師對話機會如此之少一事，感到難以接受，又不合常理。

所以在這樣的過程中，患者最好有效利用治療前以及等待看診前的時間，學習疾病及治療相關預備知識。

先接觸相關的知識，可以幫助病患與家屬了解病情，接受事實。在後續的治療過程中，也能因為學習過預備知識，而降低徬徨感。

初診或檢查時，建議患者索取免費手冊，或到商店購買所販售的相關書籍等等，事先預習一下。

像這樣學習預備知識後再與醫師面談，才容易理解醫師在說明什麼。也能徵詢醫師許可將說明內容錄音下來重聽，以加深理解程度。

關鍵的知情同意

問到理解為止，接受後再著手治療

決定治療方針時不可或缺的一個環節，就是「知情同意」。知情是「告知、說明的意思，同意則是「認同、承諾」的意思，英文為「Informed Consent」。

知情同意就是聽取醫生說明治療方針並取得雙方的共識與同意，是治療過程中很重要的一環。在這個階段，請各位不要害怕，將自己不了解、想知道的問題勇敢地提出來與醫生進行討論。

知情同意基本上會依照下述方式進行：①主治醫師向患者說明病名、疾病期別、治療方針、合併症、副作用、後遺症、預後等等。②患者充分理解主治醫師的說明，並將自己的想法反饋給主治醫師。③若患者對說明有所疑慮，或無法接受，狀況允許下，主治醫師將尊重患者的想法，修正治療方針，並再次說明。

④患者理解後，作出必要的選擇，最後表示同意。

就像這樣，知情同意的基本概念，會在身為治療主要角色的患者同意下結束整個過程。但在實際接受醫療時，不少人往往認為當醫師說明結束的當下，就已經取得患者同意了。

醫師與患者之間一定存在醫學知識上的差距。對醫師來說已經慣用的言詞，聽在患者及其家屬耳中會宛如艱深的語言衝擊一般，當醫師詢問：「聽懂了嗎？」患者及家屬往往容易應和：「（雖然聽得不是很懂）那就委由醫生處置。」此外醫師與患者的對話時間不夠充裕，這也是造成患者難以理解的原因之一。

最近的趨勢是盡可能花時間進行說明，但是醫師說明得愈詳細，愈會給人病況複雜的印象，也常見患者及家屬出現混亂的情形。為了避免這種情形，也建議患者及家屬事先學習預備知識。

事先了解說明模式，發問到理解為止

當醫師在針對治療方針進行知情同意時，患者可參考下述幾點以助於理解。

- **事先了解說明模式。**
- **掌握說明的重點。**
- **確認聽不明白的用詞。**

醫師在說明時，基本上會依照相同模式進行。首先會告知癌症病名、疾病期別，進而說明治療方針的優缺點、副作用、合併症、後遺症。

患者及家屬應確認的重點如下所述：

①癌症的進展程度＝疾病期別（0～IV期）、癌症的擴散程度（癌症的大

小及深度、是否有轉移至淋巴節、是否有轉移至遠處器官等等）。

②癌症的惡性程度。

③癌症的藥劑感受性（例如乳癌等癌症是否屬於賀爾蒙治療或標靶治療見效的類型，即便為肺癌等癌症，也會因癌症類型導致有效藥劑各異）。

④治療方針。

⑤經該項治療是否會產生副作用、合併症、後遺症，以及是否有對症下藥的解決方式。

⑥預後（治療後預估疾病發展情況）等等。

癌症的治療方針，會全面判斷重點①～③（癌症的進展程度、惡性程度、藥劑感受性等等）後再行決定。當治療方式有二個選擇時，醫師會告訴患者：「你罹患的是○○癌症，疾病期別為○期。建議的治療方針有A或B。A的優點是○○，缺點是○○。治療中會出現○○的副作用，也可能出現長期類似○○的後遺症。B的優點是○○，缺點是○○，副作用為○○，可能出現的後遺症為○○。完全治癒的可能性，A為○，B為○。最後想知道你希望採取何種治療方式？」用這種方式提出治療方針。

如能針對重點①～⑥發問至明白為止，醫師正常都會為患者詳細地反覆說明。為避免事後怪罪「醫師怎麼沒有事先說明」的情形，應事前針對預估的副作用、後遺症，詢問有無具體的症狀或解決方法。

不知如何選擇治療方針時

近年來，不時見到主治醫師要求患者及家屬，從好幾種治療方針當中作選擇，導致他們困擾不已的案例。

當醫師要求患者作選擇時，可分成下述二種情形，一種是醫師會建議患者進

進行知情同意的當下須確認的重點

進展程度＝疾病期別

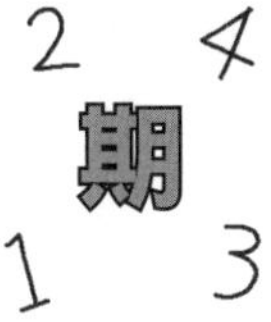

惡性程度

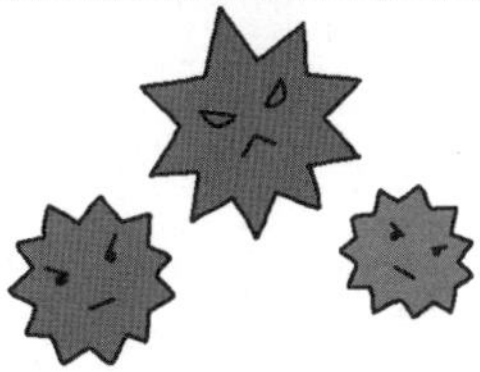

藥劑感受性

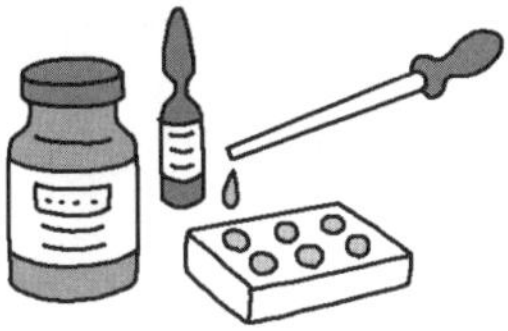

治療方針

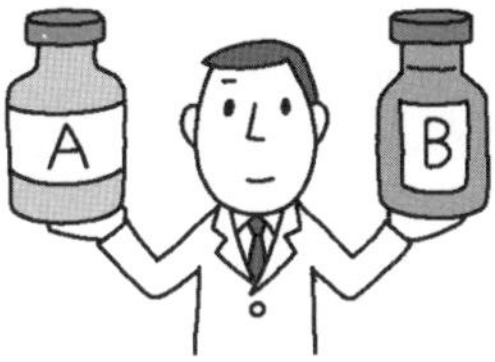

副作用及合併症

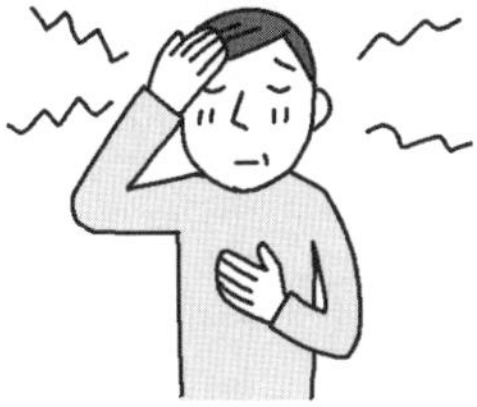

完成治療後

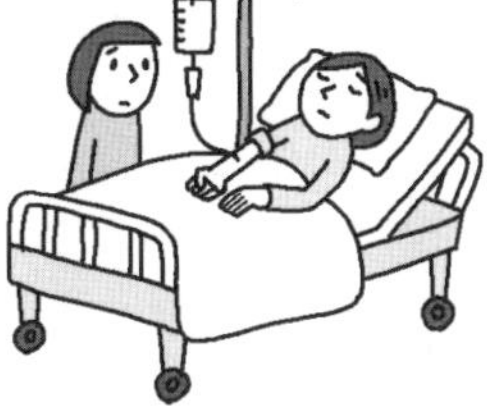

行某種治療方式，另一種是醫師自己也很煩惱不知如何選擇。

前者類似已經擬定出標準治療的情形。醫師在考量「從A與B這兩種治療方式當中，建議患者進行標準的A治療方式」時，會充滿自信地向患者說明A的優點。診療經驗豐富的醫師，在提示標準的治療方式時，基本上會認為接受這種治療方式是最正確的選擇。患者切記也要試著詢問醫師：「這種治療方式對於我的病況而言，可視為標準的治療方式嗎？」

在另一方面，如為後者的情形下，有些案例對醫師而言難以評定優劣。舉例來說，當乳癌進展到某種程度才被發現，進行乳房溫存手術恐有殘留些微癌細胞之虞，此時醫師就會判斷將乳房完全切除的乳房切除術（全摘術），治癒癌症的可能性將相對較高。

像這種時候，在可能治癒的同時，患者的感受也很重要。必須尊重患者的感受，考量患者是否即便復發、轉移的危險性稍高一些，但仍想保留乳房，或是只要能稍微提高完全治癒的可能性，即便喪失乳房也能接受這個不得已的決定，甚至於也會考慮乳房重建這個選擇方式。

整理醫師所說明的內容後，不明白之處再向主治醫師確認，自己也能收集資訊，選擇可以接受的治療方式。

與醫師的對話

把握一、兩分鐘的時間詢問也好

醫師在進行說明時，若湧現各種疑問的話，建議針對只有醫師才能回答的問題來提問。醫師結束說明後，住院手續、病房選擇、住院準備用品、費用、住院日期的聯絡方法等等，將由護理師、行政人員、住院部門的工作人員等醫護人員分擔說明的工作。有關這些手續的問題，請向醫師以外的醫護人員詢問。

如何在醫師查房或門診時向忙碌的醫師精準提問

除了在治療前之外，住院後趁醫師查房時，或是接受門診時等情形下都是一樣，有時難免會有問題想向醫師提問。

高齡患者大多會對醫師多所顧慮，很少主動開口提問，但是切記對治療或身體狀況有任何在意之處或需求時，請直接告知醫師。

此外當患者無法好好表達時，家屬如能簡單扼要地告知醫師，將可使溝通更加順利。比如在門診診療室內，感覺醫師似乎忙到不可開交而無暇談話時，不妨也能像這樣問醫師：「可以給我一、兩分鐘，詢問有關○○的事情嗎？」事先徵詢醫師的時間再提問。

醫師在說明時，如果出現好幾個陌生的醫學術語，或許會沒有充裕的時間一個字一個字確認。因此可以只將聽不懂的用詞筆記下來，回家後再透過適合患者參考的網站或書籍等途徑查詢。倘若如此仍有不明白之處，便針對這些地方在下次看診時發問，這樣會更容易理解。家屬如果也能從旁協助與患者一起查詢，患者才不會感到孤立無援，容易投入治療當中。

難以與主治醫師同調時

如能逐漸與主治醫師建立信賴關係，這是最理想的狀態。但在另一方面，也常有患者反應「醫師老是盯著電腦螢幕，不願與我四目相接」、「很難與醫師建立信賴關係」。像這種時候，請回想一下對話的方式，譬如說提問時的態度是否讓人感覺鄭重其事。只要用認真沉著的口吻交談，有時關係就會有所改善。

倘若如此仍與主治醫師之間感覺不同調時，不妨也能向護理師或社會福利工作人員諮詢看看。對方如果是平時常與該名醫師有所接觸的護理師，或許就能獲得不錯的建議。

選擇自己可以接受的治療方式就是最好的選擇

認同所徵詢的第二意見後再接受治療

如能選擇最貼近患者想法及生活方式的治療方式，就能讓患者認同並接受治

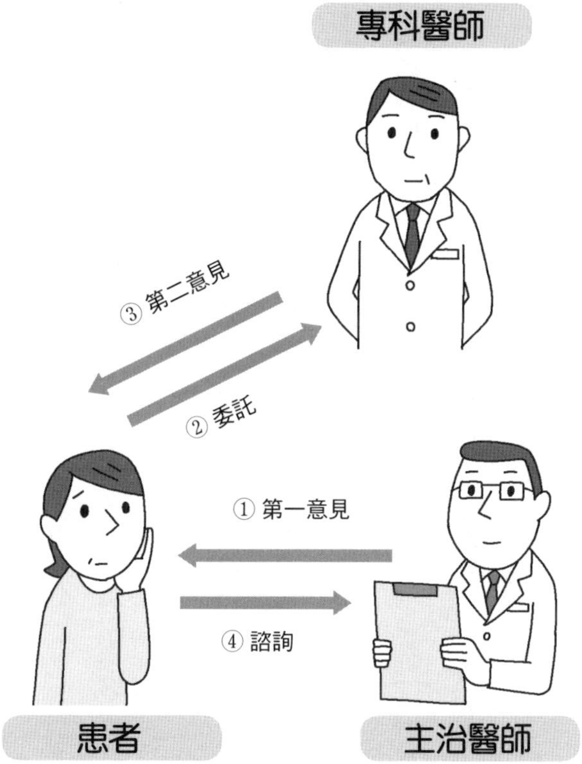

① 患者詢問並理解醫師的診斷及治療方針。想徵詢第二意見時，可告知主治醫師，再選擇醫療機關，確認必需手續後進行預約。② 請主治醫師協助準備轉診單、檢查結果資料、病理標本等等，再接受看診。③ 聆聽第二意見。④ 向主治醫師報告並進行討論。如要轉院須事先請主治醫師開立轉診單。

療，也能克服各種難關。為了讓患者選擇本人最能認同的治療方式，假使患者還想參考其他醫師意見時，也能徵詢第二意見。所謂的第二意見，意指不同於主治醫師所提示的「第一意見」等治療方針，因此稱作「第二意見」。

患者及家屬會想要尋求第二意見，大多是因為面臨重大情勢，例如「無法理解注治醫師的說明」、「主治醫師過於年輕令人感到不安」、「認為可能有更理想的治療方式」、「醫師建議動大手術，但想尋求更簡單的治療方法」、「被告知無法動手術，只能進行抗癌劑治療」、「被告知已無其他治療方式」等等。

在此舉幾個第二意見有所助益的例子，在消化系統方面，「可選擇開腹手術或腹腔鏡手術」、「術後是否可進行藥物治療或如何選擇」，在乳癌治療方面，「可否進行乳房溫存手術」、「術後藥物治療的選擇」等等，各種情形都可能發生。

另一方面，也不能否認尋求第二意見會導致不良影響，例如患者會顧慮主治醫師，或是花太多時間徵詢第二意見造成治療開始的時機延遲，還有主治醫師在準備充足資料時會負擔過大等等。

假使主治醫師對治療方針有自信，患者也能完全認同醫師的說明，且信任主治醫師的話，應該沒必要接受第二意見。

徵詢第二意見時的四大原則

近年來，第二意見的重要性在醫療現場開始廣泛受到理解，醫師也逐漸會協助尋求第二意見。話雖如此，有時也會導致醫師與患者之間出現問題。因此，希望大家能充分理解下述有關第二意見的「四大原則」。

① 應向何人徵詢第二意見

最好向與一開始提出治療方針的主治醫師同等級，或是更高等級的專科醫師徵詢意見。最近開設「第二意見門診（自費）」的醫師也愈來愈多。

不知道該到哪裡徵詢第二意見時，也能向「癌症診療合作據點醫院的諮詢支

徵詢第二意見時的四大原則

1 應向何人徵詢第二意見

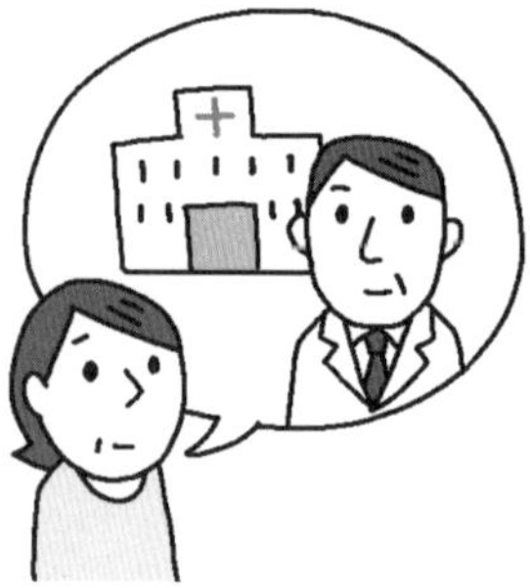

2 攜帶診療資訊

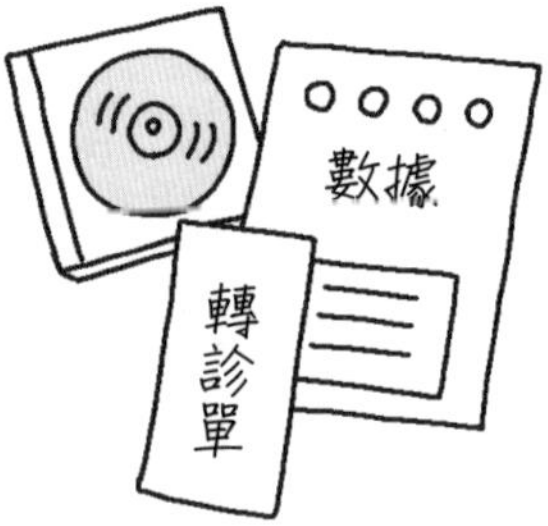

3 主治醫師參考第二意見

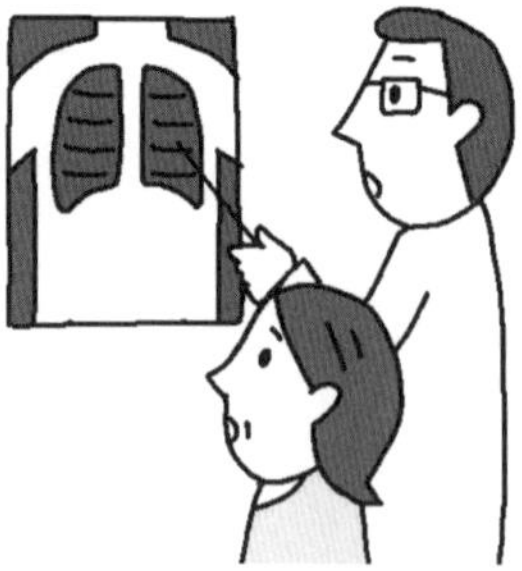

4 轉院時須攜帶轉診單

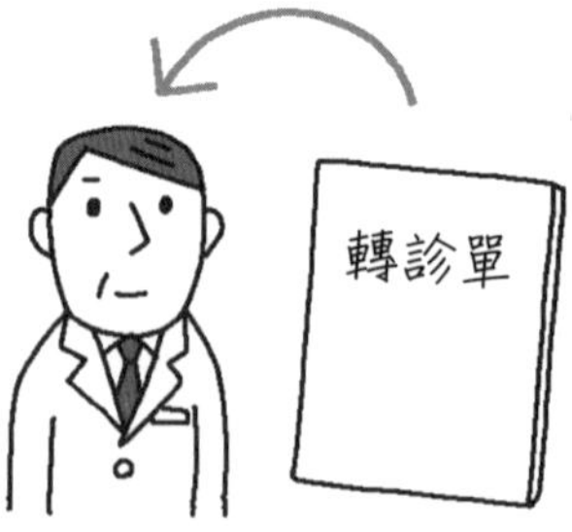

援中心」洽詢。決定到哪家醫院（醫師）接受第二意見後，須事先洽詢所需手續及準備物品，再預約時間。若由患者或家屬獨自選擇醫師時，有時會相信效果質疑的治療方式，或是以民間療法為賣點的醫師，所以要特別注意。提出第一意見的主治醫師，通常會希望提供第二意見的醫師能夠給與患者適當的建議。

② 攜帶診療資訊

即便為優秀的專科醫師，倘若缺乏患者疾病的相關資訊，便無法提出適當的意見。因此以第一意見為根據的重要醫療資訊，也必須提供給徵詢第二意見的醫師參考。患者應攜帶請主治醫師協助準備的病歷、詳列治療經過的轉診單（提供診療資訊的資料）、血液檢查數據、影像診斷資料、病理資料（最好是可供顯微鏡檢查的病理標本）等資訊。

此外盡可能由患者本人接受看診，如要追加檢查項目，最好要能接受檢查。

③主治醫師參考第二意見

徵詢完第二意見後，務必向主治醫師報告第二意見的內容，感謝主治醫師耗時費力地協助。像這些細心的體貼行為，有助於與主治醫師順利溝通。原則上，主治醫師也會參考第二意見，再同時進行治療。

順帶一提，接受過第二意見的患者，約有八成的人認為第一意見已屬妥善。透過第二意見可確認主治醫師第一意見（診斷及治療方式）的妥當性，有時也能提高對主治醫師的信賴度。

但在另一方面，至今仍有醫師誤以為第二意見就是介紹患者到其他醫院去，此外也有患者拿第二意見作為藉口，想要轉院接受治療。

④轉院時須攜帶轉診單

想在徵詢第二意見的醫療機關接受治療時，應告知主治醫師這個想法。接著請主治醫師協助開立轉診單，再轉院接受治療。如能依循這些原則，使患者與主治醫師都能認同並進行治療的話，第二意見才有它存在的意義。

Q&A 醫護現場疑惑大解析

Q 父親診斷出癌症，究竟哪一種醫療機關最適合他？

A 同類型癌症患者人數多的醫療機關便值得信賴。

被診斷出癌症的人，有兩成是透過健檢發現的，有八成是自己感覺異常，或是經固定就診的醫師進行一般檢查時發現的。這時候一開始接觸的醫療機關，也會影響患者對於醫療機關的選擇。

經癌症篩檢發現癌症時，指示患者接受精密檢查的醫療機關（醫院），會成為第一個選擇。透過自覺症狀發現癌症時，則為第一次看診的醫療機關。反觀由固定就診的醫師發現癌症時，大多會由固定就診的醫師介紹醫院。

診斷出癌症的醫院若是癌症診療合作據點醫院等地區主要醫院的話，最好在該醫院接受治療。如為中小型醫院，不妨徵詢固定就診值得信賴的醫師意見，以作為參考。家屬或親戚如有醫療相關背景，直接詢問也不失為一個有效的方法。

醫療機關的治療能力會因癌症類型而異，但是一般來說，預約接受治療的癌症病例人數愈多的醫院，可說就是值得信賴的醫院。

Q 目前求診的醫師是否值得信賴？

A 現今多組成醫療小組協助癌症病患，醫師個人的地位或頭銜已無法作為判斷依據。

癌症治療並不會由一位醫師全權負責，大多會組成醫療小姐協助癌症病患，所以如果是在經驗豐富的醫院接受治療，便無須太過擔心這方面的問題。

醫師在醫院內的地位、頭銜、經驗等等（例如主任比較好、年紀很輕讓人疑慮），最好不要拿來當作判斷依據。但如果放心不下時，也能選擇到其他醫院接受診斷（診斷的第二意見）。

Q 聽不懂醫師說明時該向誰詢問？

A 整理不明白之處，帶著筆記再次向醫師提問。

時間不趕的話，回家後再將不明白之處整理出來，等到下次看診時再帶著想提問的筆記向主治醫師諮詢。先參考書籍、網站等值得信賴的資訊仔細調查，再整理出不明白之處筆記下來，這樣在提問時會更有效率，而且也容易聽懂醫師的說明。此外在醫療機關也會準備疾病（各種癌症）的概略、治療方式、副作用對策等許多小手冊，所以也可索取這類資料，在與醫師面談前先過目一下。

時間緊急的話，或是患者無法平心靜氣等到下次看診時，可當場將不明白之處整理出來寫成筆記，再試著委託門診護理師或是行政人員「向醫師詢問看看」。癌症診療合作據點醫院的「諮詢支援中心」，也可透過電話回答其他醫院患者的疑問，所以可多加利用。

Q 醫師年紀太輕讓人感覺不太可靠時該怎麼辦？

A 應以醫師主治科別經手患者人數作為判斷依據，而非根據個人條件。

醫師給人的印象不一定等同他的醫療技術。癌症診療技術日新月異，所以即便年紀輕，只要掌握充足資訊，治療成績也不會遜色。

況且縱使醫師年長，也曾有家屬反應可能會存在說話不可靠，或是不夠細心的疑慮。老實說若針對待人處事的態度與技術作比較的話，站在治療癌症的立場而言，還是以技術取勝。

只是有時大學等醫療機關也會派遣年輕醫師短期出差，或許經驗少的醫師也並非最佳選擇。儘管如此，現今已是由醫療小組主導的年代，除了該名醫師之外，另會有負責的醫師隨同進行診療。

因此單靠眼前該名醫師的印象來判斷的話，並沒有太大意義，最好以該所醫療機關主治科別經手患者人數，來作為主要的判斷依據。

若由於由經驗尚淺的年輕醫師看診而打算轉院至癌症中心或是癌症診療合作據點醫院，當患者在作判斷時，我會提醒他下述事項。

所罹患的癌症若為診療案例數量較多的癌症，應重視長期觀察該名患者病況的年輕醫師，「對於該名患者的看診經驗」。

但若患者所罹患的癌症若為非常罕見的癌症，這時反而年輕醫師幾乎沒什麼經驗，病況不太理想時，則最好轉院至經驗豐富的醫療機關。

Q 家屬無法接受治療方針，但是罹癌父母（患者）卻接受時該怎麼辦？

A 向主治醫師再次確認，必要時詢求第二意見。

父母通常會在下述二種情形下接受治療方針。其一是認同醫師的說明，進而理解並接受的時候。另一種是顧慮醫師的感受，例如「接受醫生提出的治療，以免對醫生感到不好意思」，因而同意治療方針。因此首先必須確認父母內心的想法究竟屬於哪一種，不妨也能告知患者，近來不太有人會去考慮「擔心會對醫生不好意思」這種問題了。

不管是屬於哪種情形，當患者似乎理解不夠充足時，應在充分溝通過後，向主治醫師確認，必要時再尋求第二意見。對醫師而言，由於整理文件耗時費力，百忙之中或許會「百般不情願地著手處理」。但是這對患者而言是悠關性命之事，所以必須鼓起勇氣提出要求。

這幾年第二意見十分普及，醫師遇到患者要求時，通常不會拒絕，一般都會積極協助患者尋求第二意見。只不過醫師有時也會懷疑「自己是否不受患者信任」，日後也無法完全排除彼此心存疙瘩的情形。因此患者提出要求時，不能表現出「這是患者的權利」如此強硬的態度，在委託醫師的同時，也請考量到主治醫師的心情。此外，也請留意避免向沒有醫學實證的民間療法徵詢第二意見。

Q 醫師無法確定治療方針，要求患者自己作決定時該怎麼辦？

A 反問醫師：「如果是您的家人，您會怎麼做呢？」也是不錯的方法。

若有如同下述的情形，當醫師無法主動作選擇時，有時也會委由患者來作抉擇。有二種治療方式，一種確定可以治療，但會造成患者負擔，另一種則會影響患者的生活方式（例如罹患乳癌必須選擇溫存療法或是全摘術時）。或是癌症已經惡化難以治療，應依據患者的生活方式作決定時（例如數種標準的抗癌劑治療方式已經全部試過了，接下來必須選擇轉做緩和醫療，或是接受效果方面並不明確的試驗性抗癌劑治療。選擇後者病況可能改善，但也有可能馬上喪命。）

像這種時候，常有患者反應「醫師無法決定的事情，患者同樣無法抉擇」，不過這項工作需要醫師與患者的通力合作，作出選擇才行。

想參考醫師意見時，不妨也能反問醫師：「如果是您的家人，您會怎麼做呢？」這麼做也是不錯的方法。

假使醫師認為其中一種選擇較可行時，有時就能得到答案，不過像若像上述的情形，就連醫師也難以判斷，很多時候也無法明快決定。

Q 復發後被要求開始接受抗癌劑治療以延長壽命時，擔心會不會有效果？

A 有些人可依靠抗癌劑維持理想狀態，另外也能選擇嘗試新藥。

即便癌症復發再進行治療時，也常見抗癌劑成效顯著，癌症腫瘤縮小，長時間維持穩定狀態的情形。抗癌劑具備一項很重要的優點，那就是癌症所導致的症狀可藉由抗癌劑的投予獲得改善。癌症復發時，雖然也有例外，但是經抗癌劑治療後如能使癌症腫瘤縮小或消失的話，就能達到延長壽命的效果。

但是當投予抗癌劑也完全不見效，而且只出現明顯副作用，對患者十分不利的例子，也是屢見不鮮。

抗癌劑治療能看出效果的比例，雖會因癌症類型以及投予的藥劑組合而異，但是統計後發現，正常會有兩至三成至六至七成左右的人可以看出效果。

若為標準治療或是按照標準治療搭配抗癌劑的話，對患者來說可看出一定比例的效益，因此醫師大多會建議投予抗癌劑。

當只剩下無法期待能看出效果的抗癌劑，雖說還是有可能延長壽命，但醫師判斷只會出現副作用，而且很有可能縮短剩餘時間時；往往會終止抗癌劑的投予，提示患者可選擇緩和醫療，以減輕癌症所造成的症狀。此時醫師會提出兩種截然不同的沉重選擇，其一為投予抗癌劑但可能對患者造成不良影響，其二為中止抗癌劑的投予結束所有企圖延長壽命的醫療。

接下來，醫師會向患者及家屬詢問要選擇哪一種方式。但是許多患者及家屬對於醫師也無法決定的事情，大多也會深深覺得自己也無法抉擇。

倘若最後仍有任何一丁點延長壽命的可能性，似乎絕大多數的患者都會抱持希望，選擇不太能看出效果的抗癌劑治療。另外在這個階段，依賴民間療法的患者及家屬也不在少數。抗癌劑用藥前，為了預測這種藥劑是否對該名患者有效，會檢討各項指標，區分成可能看出效果的患者，與無法看出效果的患者，分頭進行試驗。只是最終都得在投予抗癌劑後，在判定效果，觀察長時間持續有效的當下，才能作出是否見效的最終判斷。

在抗癌劑看不出效果的階段，還有另一個選擇，如果可實施新藥臨床試驗的話，也能嘗試這種治療方式。

未經認可的新藥，最終是否能看出成效，以及副作用強不強等問題，風險比已獲認可的抗癌劑顯著，必須隨時考量不良影響更大的可能性。

只是如今已不若以往很難期待新藥的效果，近年來類似分子標靶藥物這種效果卓越，且副作用少的藥劑已被研發出來，經臨床試驗測試的案例也愈來愈多。比起過去，接受新藥臨床試驗可獲得的效益逐漸備受期待，所以經主治醫師充分說明後，患者如能接受，參加新藥臨床試驗一事十分值得考慮。

Q 為什麼明明精神狀態還不錯，卻被建議轉做緩和醫療？

A 接受緩和醫療才不會像抗癌劑治療嚴重影響日常生活，有時還能延長壽命。

雖然癌症復發後，接受標準治療可看出一定程度的改善效果，但是當癌症再度惡化，經醫師判斷進行更多的抗癌治療反而會縮短壽命時，就會建議患者接受緩和醫療。大部分的患者在這個階段乍看之下精神還很好，生活瑣事也能正常自理，因此患者及家屬都會出現「還不想放棄」的念頭。但是接受緩和醫療的同時，不少患者都能維持生活品質，度過很長一段舒適的時間。

許多患者結束標準治療，又找不到適合的新藥，被醫師建議轉做緩和醫療時，都會想要尋求其他的治療方式。此時就會產生很多癌症難民，有人會求助民間療法，飽受高昂費用及副作用所苦。

在癌症影響下導致病患愈來愈痛苦，甚至連日常起居也無法自理時，通常會選擇癌症末期安寧緩和醫療，以減輕痛苦。現代的緩和醫療，已經能夠充分改善強烈疼痛、呼吸困難、全身倦怠等症狀了。

Q 被告知無法再進行其他治療後，是否只能坐以待斃？

A 可嘗試接受專科醫院的第二意見。

眼下固定就診的醫療機關倘若不是癌症專科醫院時，不妨也能嘗試接受專科醫院的第二意見。在一般醫院被判定為不可能進行的治療方式，有時也會出現些許治療的可能性。

因為雖然進行積極的癌症治療（手術、放射線、藥物治療）之可能性並非為零，但在目前就診的醫療機關經主治醫師考量後認為不可行時，在專科醫院有時會判定還有兩成可進行手術的可能性。

只不過可以進行手術與癌症治癒是兩碼子事，這點必須充分理解才行。

此外假使臨床試驗正巧與患者的癌症治療相關時，有時也有機會可以嘗試新型抗癌劑。患者不妨向主治醫師詢問，是否有在進行臨床試驗。

但在調查新藥效果及副作用的臨床試驗，通常會區分成使用新藥的群組、不使用新藥的群組、使用現有藥物的群組等等，患者會被歸類於哪個群組，大多無法由患者自己決定。

而且即便使用過新藥，有時也無法看出效果，甚至會出現副作用。患者希望參加臨床試驗時，應充分聽取說明後再行決定。

Q 罹癌父母（患者）不信任醫護人員，家屬變成夾心餅乾左右為難時該怎麼辦？

A 基本上會站在患者的立場面對治療過程，也建議家屬可向該科護理長諮詢。

首先應站在患者的立場，理解患者的主張。如果是患者誤會了，應直接將這件事向醫護人員說明。

由醫護人員向患者說明，會比家屬向患者說明更容易解開誤會。

假使患者正在住院，建議不要直接與一般護理師或主治醫師商量，而應向該科護理長諮詢。護理長的經驗豐富，所以有時可協助解開患者及家屬的誤會，再加上問題如果

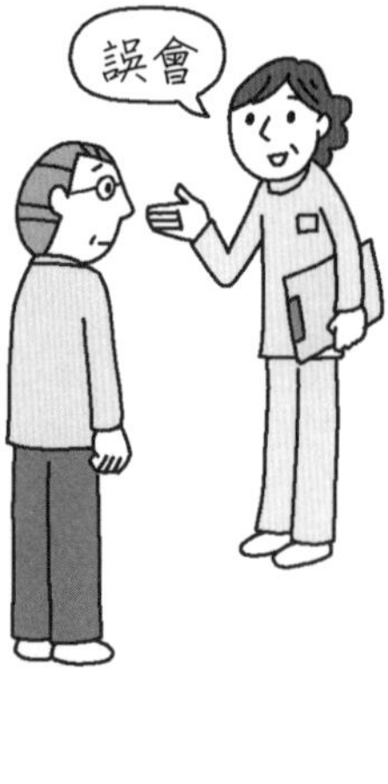

是出在醫護人員這邊，護理長可採取適當的應對方式解決問題的可能性，會比主治醫師及負責照護的護理師更高一些。

當事情變得棘手時，若是在「癌症診療合作據點醫院」，最好向「諮詢支援中心」等單位諮詢。此時最重要的一點，就是避免患者出現孤立無助的感覺，盡可能與患者站在同一陣線解決這件事，如果是患者這邊明顯有錯時，可取得醫護人員的協助，解開誤會。

Q 應在何時召集親友？

A 關心比形式更重要，請親友趁患者還有精神時前來探病。

考慮「在最後這段時間想讓親友見見患者」時，取決於每位患者與親友之間的關係，醫療方面無法插手。只不過也必須顧慮患者本人是否希望這麼做，此外也得避免在患者尚有意識時召集親友，以免讓患者懷疑「是否死期將近」，挑起不安情緒。請依照每個人的狀況作考量。

倒不如在最後一刻將近時，趁著患者精神還不錯的期間，利用各種機會假借探病的形式，讓親友來見患者一面。有時主治醫師也會詢問患者：「有沒有什麼人想見一面？」這種時候，可視為醫師判斷患者所剩時間已經愈來愈少了。

對於真正關心患者，一直利用各種機會鼓勵患者的人，在患者同意之下，不必拘泥形式，應營造各種機會讓雙方見面。

第 6 章

陪伴治療時的注意事項

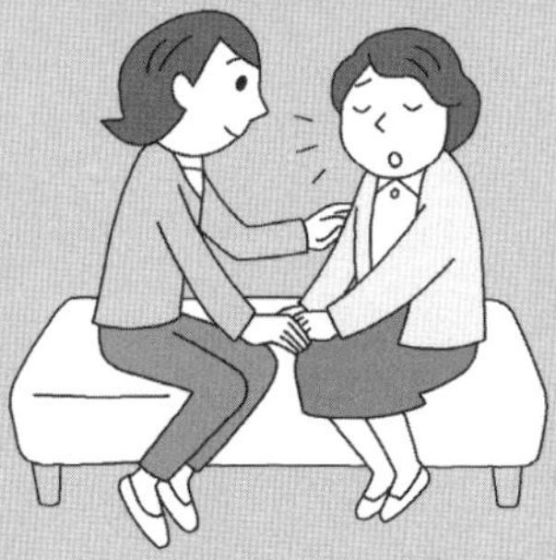

治療前家屬的心理準備

在此將家屬佔極大影響力的場合與處置方式，依照開始治療至診療過程重新整理出重點。雖然某些部分已經為大家介紹過了，但是關鍵重點還會再重複說明一次。積極對抗癌症的「抗癌治療」，以手術、放射線、藥物治療為主要支柱手段，會單獨進行，或是搭配幾種治療方式進行（參閱第三章）。

治療的詳細內容會由醫護人員負責說明，所以切記家屬也應理解這些內容。內容艱深難懂時，可向醫護人員詢問，或是善用癌症診療合作據點醫院的「諮詢支援中心」，也能索取醫療機關發放的說明手冊等等，方法有很多種。因手術住院時，周圍會有醫師、護理師等醫護人員，所以有不明白之處、困擾之處，都能當場提問。知情同意之後，有時會要求家屬在手術同意書上簽名。想盡量理解內容，或對內容有不明白之處的話，可向醫師確認後再簽名。

副作用對策的說明有時會趕不上現狀

近年來，在癌症手術前後追加放射線治療或是抗癌劑治療的「術前、術後輔助療法」，已相當普及（參閱第三章）。手術或放射線治療，無論哪位患者幾乎都是以相同模式在進行，也都能充分掌握合併症、副作用、後遺症了。因此大多能夠提供適當資訊，獲得患者及家屬的理解。

但在抗癌劑治療方面，所使用的藥劑會因癌症類型而異，因藥劑所產生的副作用也是千奇百怪，呈現方式還會出現很大的個人差異。此外新藥也陸陸續續大量上市，因此醫護人員這方面的處置時間往往趕不上現狀，副作用的說明無法保證非常充足，患者也不敢說十分理解。

抗癌劑治療大多在門診時進行，即便出現副作用，也必須自己在家處理。為了反映這樣的抗癌劑治療現狀，二〇一三年由日本靜岡癌症中心舉行的「曾經罹癌者的煩惱與問題等相關實態調查」中，與二〇〇三年當時的調查相較之下，「抗癌劑的副作用相關煩惱及問題」便一口氣大增，要求「抗癌劑相關支援及資訊」的意見明顯增加了（參閱第一章）。因此當預計接受抗癌劑治療時，希望家屬也能注意到下述幾點。

想像抗癌劑的副作用，事先了解有致命危險的症狀

抗癌劑在攻擊細胞分裂、增殖的活躍癌症細胞的同時，也會造成細胞分裂快速的正常細胞受到傷害。再者近年被開發出來的新型抗癌劑當中，有名為「分子標靶藥物」此種藥劑，以存在於癌症細胞特定蛋白質為標靶進行定點攻擊，所以

抗癌劑的副作用會因所使用的藥劑而異

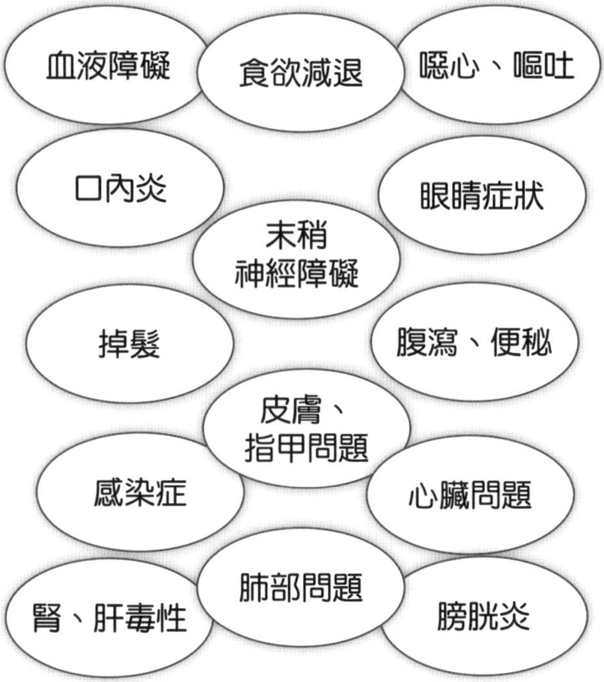

不會出現過去抗癌劑常見的副作用，但是當被攻擊的蛋白質也存在於皮膚等其他細胞當中的話，有時就會引發皮膚問題等副作用。

抗癌劑的副作用，以血液障礙、食欲減退、噁心嘔吐、腹瀉等消化系統的症狀，還有口內炎、味覺或嗅覺異常、眼睛症狀、掉髮、末稍神經障礙、各種感染症、皮膚及指甲問題、心臟問題等最具代表性。

各種處置方式已被研討出來，也能進行預防措施。比方像是針對噁心的解決對策，一般所採用的方法就是同時投予制吐劑與抗癌劑，但是不可能完全預防多樣化的副作用。因此必須了解患者所使用的抗癌劑容易出現哪些症狀，致力預防，在副作用開始出現時，就得盡早進行適當的治療。

此時家屬的角色非常重要，治療過程中若某部分的副作用觸發，但當下沒有進行適當處置，有時會悠關性命。

因此無論患者與家屬都應該事先詳閱提供給患者的抗癌劑治療行程、副作用、預防方式等說明書。

尤其是精神混亂，或是理解力遲鈍的高齡患者，應與患者一同聽取使用藥劑的說明，詳閱說明書，想像副作用的概況。還有應與患者同時掌握悠關性命的副作用症狀，萬一發生這種狀況時，請立即向醫院聯絡，並聽從指示。

抗癌劑治療時的副作用因應對策

使用抗癌劑的期間，「血液障礙」是悠關生命的副作用之一。當血液成分當中的紅血球減少造成「貧血」、白血球減少引發「感染症」、血小板減少導致「出血傾向」時，都必須留意。

白血球一減少，便容易感染因細菌或病毒所引發的感染症，肺炎或流感等疾病也會惡化。切記盡可能減少置身於人潮擁擠等場所的感染機會，勤快洗手或漱口，以預防感染。出現發燒（三十八度以上的高燒須特別注意）或異常的喉嚨痛等重症前驅症狀時，應迅速告知醫護人員遵循指示。

血小板一旦減少，身體撞傷時便容易出現瘀血，或是增加出現大量消化管出血的危險性。尤其當大便類似摻雜大量血液時，恐悠關性命，所以必須告知醫護人員，接受診療。

事先思考因應對策，配合症狀著手解決

出現食欲低落、嘔吐、味覺異常等情形時，家屬主要能夠協助的事情，就是「在飲食上下工夫」。

視投予抗癌劑的搭配方式，有些案例會出現食欲低落、噁心、嘔吐等消化系

統方面的症狀，但也有些案例不會出現這些症狀。

但即便投予相同的抗癌劑，也會因為患者自身體質，而產生不同反應。有些人會出現強烈副作用，有些人卻只會出現微弱或中等程度的副作用，甚至有些人幾乎不會出現副作用。

就像這樣，症狀的呈現方式五花八門，所以最聰明的作法，就是事先思考對策，再視投予後的症狀採取必要的處置。

此外也應事先了解會出現難以進食的時期。投予抗癌劑後，會有一至兩天左右完全無法吞下任何食物。站在營養的觀點來看，在這段時間內即便無法進食，也無須太過擔心體力變差的問題。

只要能攝取少量水分，避免脫水的話，便沒必要過於神經質。當無法攝取水分時，可向醫院聯絡，以便藉由點滴補充水分。

反觀完全無法吞下任何食物的時間長達數日時，就必須與醫院商量，可到醫院吊點滴，或是住院注射高營養的點滴。不過很少會發生因抗癌劑治療，導致長達數日完全無法吃下任何食物的情形。

避免強迫進食

對於會噁心想吐，吃不下東西的患者而言，應避免強行規勸吃不下東西的患者進食，不用擔心他們「不吃會沒有體力」。患者也知道吃點東西會比較好，但在藥劑影響下，總是會讓人提不起食欲，家屬要是過度強迫，只會使患者為難。

像這種時候，要擺脫在固定時間吃東西的習慣，建議家屬在準備餐點時多用巧思，讓患者在想吃東西時就能吃得下。

在飲食方面無須拘泥吃什麼食物，請試著在患者看似能夠稍微吃得下東西時，隨時讓患者少量進食，或讓患者吃一點他愛吃的食物。

吃不下東西時，詢問患者「有沒有想吃什麼東西？」只會讓患者更加煩心。

不妨隨手翻一翻將容易食用的食物彙集成冊的小本子，隨口問一句：「這種食物應該吃得下吧？」嘗試誘導患者進食。

抗癌劑的副作用對飲食的影響大多是暫時性的，所以只要能夠忍耐個二至三天，即便無法回復像過去一樣，大多也能回復得差不多。

難受的口內炎可透過口腔照護加速回復

口腔內（口中）的手術、針對口腔周圍病變所採行的放射線治療、局部投予投癌劑時，容易產生口內炎這種副作用。尤其在手術及放射線治療後，可說一定會伴隨口內炎症狀。口內炎是種相當難受的副作用，但是使用特殊低刺激性的口腔照護產品照護口腔的話，就能加速回復正常。家屬也應一邊鼓勵患者，同時協助進行口腔照護。

口腔內疼痛劇烈時，不妨請醫師開立抑制發炎的漱口藥水，或是內含止痛成分的漱口水等處方。此外因放射線治療或抗癌劑治療導致口腔乾燥，無法吞下任何食物時，也可請醫師開立凝凍型或噴劑型保濕劑。

當可以少量喝飲料或吃東西時，請設法調整飲料或食物的溫度貼近體溫的程度，飲料的滲透壓也需調整至與血液相似（利用運動飲料這類等滲透壓的飲料，或生理食鹽水等等），並在吃喝之前先用口內炎軟膏塗在病變部位上。

分子標靶藥物若造成「皮膚問題」，代表發揮功效

近年才被開發出來的「分子標靶藥物」，它的副作用以「皮膚問題」最為人所知。確定出現「皮膚問題」時，代表抗癌劑充分發揮功效了，因此最好在抑制症狀的同時，繼續投予藥劑。

出現皮膚問題的話，需藉助皮膚科的治療（或是由主治醫師開立處方藥劑）。日常生活中則須避免紫外線照射，利用低刺激性的肥皂等產品清洗以保持皮膚清潔，同時再用低刺激性的產品進行保濕等護膚工作，防止症狀惡化。

紫杉醇類抗癌劑容易引發「麻痺現象」

最近常被使用的抗癌劑，尤其是紫杉醇類藥劑，通常主要會產生「末稍神經障礙」這種副作用，例如「雙手發麻」或「雙腳知覺異常」。

其他大部分的副作用，只要停用抗癌劑症狀就會減輕或消失，但是反觀末稍神經障礙的特徵，則是停止用藥後症狀仍會持續。雖然已試過各種方式以期能夠稍微改善，但是效果仍不明顯。

當患者深受這些症狀所惱時，家屬應體諒患者會因為雙手發麻而影響料理三餐等家務，進而積極協助家事，在必要時刻提供援助。

再者一旦發生雙腳知覺異常便容易跌倒，也會增加骨折的風險，因此應多加留意，例如將家中整理乾淨避免患者絆倒，請家屬通力合作減少危險的發生。

掉髮靠假髮或頭巾遮掩

「掉髮」也是許多抗癌劑常見的副作用。除了頭髮之外，也會擴及眉毛及全身體毛。雖非悠關性命的副作用，但是尤其對女性而言，由於外表會出現極大轉變，因此據說是最難受的副作用。

投予抗癌劑之前，最好事先從前後左右拍攝臉部照片，這些照片可用來製作假髮，或是可在開始治療前事先將頭髮剪短，盡量設法避免毛根受損。大部分只要中止抗癌劑的投予後，掉髮情形就會解除了。

別忽視「淚眼汪汪」的症狀

眼睛的症狀之一，就是會引發淚眼汪汪的「淚道狹窄」，在出現症狀的當下如未進行必要的處置，將導致一輩子淚眼汪汪，視力低落的情形。

這是在進行胃癌或胰臟癌等消化系統的癌症治療時，投予名為5FU化學藥物的抗癌劑，特別是TS－1這種藥劑後，一至三成的患者會出現的症狀。請告知患者，當症狀出現後必須迅速至眼科接受治療。在預防對策方面，最好每天在眼睛滴數次不含防腐劑的眼藥水，以降低流經淚道的抗癌劑濃度。

體察「復發恐懼情緒」

理解感到不安的心

在癌症觀察期這段時間內，患者會經常對復發感到不安。幾乎可以確定能夠治癒的早期癌症則另當別論，當進展中的癌症無法排除復發或死亡的可能性時，患者或多或少在日常生活中都會一直對復發一事感到不安。

據說有很多患者會非常討厭看到電視上的癌症節目，一聽到「癌症」這二個字就會感到不安，這種情緒反應沒有經歷過的人無法體會，患者如果沒有告訴家屬，家屬恐怕也不會發現。

所以家屬應事先理解，患者總是會心存「癌症復發」的恐懼情緒。

即便不去思考這個問題，「對於癌症的不安」總會本能或打從心底油然而生，造成「情緒上的不安」，儘管想積極努力，但無論多麼理性地思考，也不容易消除不安情緒。

縱使家屬要他們「別再擔心了」、「最好別去想復發的事」，他們還是有可能在感激家屬安慰的同時，不安情緒卻與日俱增。

因此希望家屬應保持「與其說些表面上安慰的話語，倒不如什麼都別說，貼近患者的想法，聆聽患者傾訴」的態度。

復發的可能性差異

許多患者及家屬在治療早期癌症以及治療進展中癌症時，並不十分理解復發可能性差異極大的問題。

復發的可能性高或低，可從診斷時聽取說明所提到的「預後情形（預估疾病

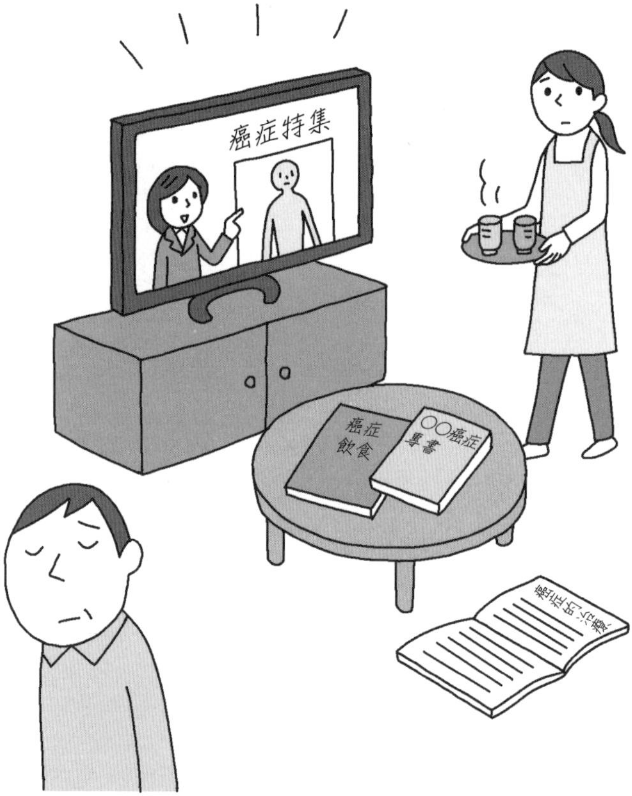
癌症特集
癌症飲食
○○癌症專書
癌症的治療

發展狀況）」，進行某種程度的推估。

承前所述，由於醫師在告知「預後情形」時，會用「你治癒的可能性在六成左右」這種方式來表達。

因此患者當然會想知道「自己究竟是屬於六成的那一邊，還是四成的那一邊？」然而醫師並無法正確告知每一名患者的預後情形。

不少患者也會因此情緒起伏不定，這種情形，其實是期盼治癒而積極進行癌症治療後的癌症觀察期，經常衍生的課題。

家屬在癌症觀察期的職責

由家屬負責居家身心照護

回到自己家裡後，患者會開始需要身體上的協助，而且精神萎靡需要照護時，主要也都由家屬負責。

醫護人員待在距離遙遠的醫院，患者及家屬要是沒有要求，便無法提供照護。假如患者精神低落，但家屬卻感覺無能為力時，最好迅速向醫院諮詢。治療後出現的憂鬱狀態，是患者在癌症治療後常見的現象。

為了提升患者在自己家裡的生活品質，家人可以做的事情非常多。

如果是在手術後，家屬也可視手術種類提供相關協助。舉例來說，乳癌手術後幫忙手臂舉不高的家人提重物、幫忙做家事等等，就是其中一例。

在全身上下方面，由於體力、肌力變差了，因此必須小心跌倒等問題。視需求，有時還必須改善自家環境以避免跌倒等等。

此外患者防禦感染症的機能也會下降，所以最好避免帶他們到人多的地方，或是正在感冒的人也不要走到他們身邊，才能以防萬一。還有最好也能接種疫苗來預防疾病。

有些患者對於氣溫或室溫會比治療前更為敏感，太冷會造成傷口疼痛，有時也會因為微微發燒而無法正常調節體溫。須留意並盡可能配合患者調節室溫。

支援手術後的復建

手術後的復建，有助於順利回復正常。動完手術後，該醫院一定會告訴患者手術後的注意事項，督促患者遵守。

舉例來說，肺癌手術後須防止肺炎、口腔癌治療後的口腔照護、乳癌或子宮癌治療後預防淋巴浮腫、消化系統癌症治療後的飲食、為回復體力必要的復建等等，手術後需要進行各種照護工作。建議家屬切記並詳知這些內容，才可以在避免患者逞強的同時，積極提供協助。

應多加關心避免勉強行事

處於癌症觀察期的患者，大多數外表看起來皆和健康的人無異。因此家屬很容易為了讓患者找回健康，在工作及家事，或是與周遭親友來往及旅行等場合時，對待他們的態度會和生病前一模一樣。

然而患者雖對這種情形感到欣慰，但是大多會因為伴隨治療所出現的副作用、合併症、後遺症等身體變化，或是生病後變得膽怯，而在擔心癌症可能復發的不安情緒下過日子。

由於內心不想讓周遭親友看到自己懦弱的一面，有時也會逞強，所以家屬應盡可能顧慮到患者的這些情形。

請耐心以對，生病後的情緒轉變

結束癌症治療後，患者會從過去一帆風順的正常人轉變成「身心怯懦者」，大多數似乎都會變得膽怯，面對家人也容易有所顧忌。或是有些患者也會反過來，變得性急或易怒。許多家屬也經常感嘆「明明生病前不是這樣的人」，不妨將這些表現想像成大概是「強調生病一事的手段」即可。

患者總有一天會發現，而且大多會找回自己原本的面貌。家屬可能會感覺難受，但是最好耐心以對，等待患者自己察覺。

被告知復發時的家屬須知

推測患者受震撼的程度，體諒負面情緒

患者得知癌症復發後，內心會因抗癌失敗產生挫折感，因無法治癒不得不面對死亡衍生絕望感，自認已經小心翼翼接受治療而否認事實不接受癌症復發，在這些因素加乘下導致抑鬱傾向，此外還有對於醫療出現不信任感等等，飽受各種負面情緒紛擾。家屬最好事先揣測此時患者的心境。

癌症復發，除了某些癌症外，意味著治癒的可能性會明顯降低。

在這個時候，只能期盼癌症進展緩慢仍有長期共存的可能性，將希望寄託在抗癌劑治療的效果上。用「沒問題的」、「放心吧」這幾句話來安慰患者，在病況惡化時反而會讓患者萌生失望或不信任感，所以並不建議家屬這麼做。

話雖如此，身為家屬看到患者愁眉苦臉時，想要安慰患者幾句實屬人之常情。但是建議家屬最好用「雖然狀況很不樂觀，但是先不要放棄，我們再一起想想辦法」、「我會一直陪在你身邊，所以有什麼煩惱就跟我說」這幾句話來安慰患者較為妥當。

當家屬小心謹慎地面對患者時，有時會讓患者感覺「家人態度冷淡」，患者會認為「即便是謊話，也希望家人能跟自己說些充滿希望的話」。做起來雖然很困難，但是必須盡可能體諒患者的想法，持續與患者溝通。

患者強烈沮喪時，身為家屬應作好下述心理準備支持患者：①想法稍微樂觀一點。②隨時保持希望不要放棄。③不要隨口安慰患者，應陪伴在側，遇到困難時，即便無法回應不能中途放棄，應一起思考。

支持「共存醫療」，只要有效就繼續

事實上當開始進行以抗癌劑為主的共存醫療後，許多患者都會提出「這種治療要重複做幾次」的問題。手術後的藥物輔助療法，會在一定的時間內結束，所以共存醫療也是相同的道理。

但是不同於藥物輔助療法的地方，就是進行共存醫療時只要藥物治療持續有效，就會繼續使用該藥劑。

反觀會結束共存醫療，就是看不出效果，且癌症惡化時，或是副作用太強，而難以繼續投藥時，所以開始投藥的當下，並無法告訴患者何時結束。

對於患者而言，一面煩惱抗癌劑的副作用，一面接受不知何時結束的治療，會造成很大的心理壓力。此外當意識到效果逐漸變差的事實時，這對患者及家屬而言都是一大折磨。

藉由緩和醫療減輕痛苦

進行共存醫療時，以抗癌劑為主的藥物治療效果不彰，且沒有其他藥劑可用時，此外也不能參與藥劑認可前的臨床試驗，或是患者不希望參與臨床試驗時，主治醫師會停止積極的癌症治療，建議轉做緩和醫療，以緩解疼痛等癌症症狀。

患者在此時會強烈意識到死亡的問題，大多會心煩意亂，喪失生存意義，飽受絕望感、疏離感、孤獨感侵襲。面對死亡的恐懼會不斷擴大，但是過一陣子後，心煩意亂的情形大多會改善，接受殘酷的事實，重新打起精神來。直到演變成這種局面之前，家屬的支持都非常重要。

家族在面對患者時，最好要保持平常心。哪怕病況再嚴重，在日常生活中都不能把患者看作「特殊（末期）患者、臨終患者」，最好別將注意力放在生命的終點，而應將患者視為一般的家庭成員，不管明天或後天，甚至於在未來的日子裡都要一起度過。

此時患者需要的，是讓他們感覺「還有一席之地與可用之處」。與患者溝通時，要讓他們自覺永遠都是家裡的一員。

與患者告別，家屬的心情

即便家屬及醫護人員為了患者做了最完善的醫療，但在最後一刻來臨時，身為家屬應該都不會想要放棄才對。

有些家屬成員在精神上甚至會受到極大創傷，而出現抑鬱傾向。有些人則會因為悲傷，一直出現失眠或消化機能異常等心因性反應。當症狀歷經好幾個月也沒有改善時，建議向精神科、心理治療師等諮詢。

留給家屬的隻字片語

一想到故人已經不在人世了，內心總是難以平復。包含我個人的經驗，我都會在追悼會分享下述這段話：「以科學的角度來看，故人的肉體雖然不在了，但是形塑肉體的元素及分子，至今仍存在於這個世上。而且故人的心也會駐足被留下來的遺族心中，一直陪伴在我們身邊，守護著我們。」

故人留給活在這世上的每一個人重要的訊息後，才離開了這個世界。這就是在提醒我們，「理所當然的事情就是最幸福的事情」。

當失去了自以為理所當然會在每一天的生活當中「隨時陪伴在側」的人事物時，才會明瞭，這些人事物的存在對自己而言是無可取代的。「理所當然的事情無比重要」——這或許就是故人囑託給留在世上的人的隻字片語。

結語

癌症是全體人類的課題

我從一九九〇年代中期開始提倡「癌症社會學」，認為想要治癒患者應重視醫護人員、家屬、社會的通力合作。我在二〇〇二年開幕的靜岡癌症中心努力實踐這項理念，在日本被視為支援患者家屬的先驅單位而備受好評，二〇一二年度朝日癌症大賞更頒發給靜岡癌症中心所舉辦的活動。

本書乃依據在靜岡癌症中心所得經驗及研究成果，以面對癌症患者的家屬為對象撰寫而成。書中內容大部分都是從癌症患者的煩惱及相關問題調查研究、靜岡中心「癌症萬事通」諮詢活動中學習而來，誠心感謝協助調查研究的全國患者、據點醫院的各位醫護人員，還有靜岡癌症中心的每位工作人員。尤其是一直致力於將患者家屬支援研究體系化的研究所患者家屬支援研究部　石川睦弓部長、看護技術開發研究部　北村有子部長、疾病管理中心萬事通的高田由香總監、福地智巴社會福利師，還有倘若缺少患者圖書館廣瀨彌生師長等人所舉辦的活動，本書便無法問世。在此再次表達感謝之意。此外也由衷感謝負責編輯，並一直鼓勵我「出書都是為了患者及家屬」的主婦之友社八丹陽子小姐、為我修改稚拙文筆以利讀者閱讀的池內加壽子小姐。

二〇一五年　十二月

靜岡縣立靜岡癌症中心總長　山口　健

HealthTree
健康樹 健康樹系列 107

當父母罹癌時：

照護、溝通、醫療、心理狀態……40歲子女應該要懂的人生中場功課

親ががんになったら読む本

作　　者　山口建
內頁插畫　小山YUKO
譯　　者　蔡麗蓉
總 編 輯　何玉美
責任編輯　盧羿珊
封面設計　張天薪
內文排版　菩薩蠻數位文化有限公司

出版發行　采實出版集團
行銷企劃　陳佩宜・陳詩婷・陳苑如
業務發行　林詩富・張世明・吳淑華・林踏欣・林坤蓉
會計行政　王雅蕙・李韶婉
法律顧問　第一國際法律事務所　余淑杏律師
電子信箱　acme@acmebook.com.tw
采實 F B　http://www.facebook.com/acmebook

I S B N　978-957-8950-18-4
定　　價　300 元
初版一刷　2018 年 3 月
劃撥帳號　50148859
劃撥戶名　采實文化事業有限公司
104 台北市中山區建國北路二段 92 號 9 樓
電話：02-2518-5198
傳真：02-2518-2098

國家圖書館出版品預行編目資料

當父母罹癌時：照護、溝通、醫療、心理狀態......40歲子女應該要懂的人生中場功課 / 山口建著；蔡麗蓉譯. -- 初版. -- 臺北市：采實文化, 民107.03
面；　公分. -- (健康樹系列；107)
譯自：親ががんになったら読む本
ISBN 978-957-8950-18-4(平裝)

1.癌症 2.病人 3.通俗作品

417.8　　107001110

采實出版集團
ACME PUBLISHING GROUP

廣	告	回	信
台北郵局登記證			
台北廣字第03720號			
免	貼	郵	票

采實文化 ACME PUBLISHING 采實文化事業股份有限公司

10479台北市中山區建國北路二段92號9樓

采實文化讀者服務部　收

讀者服務專線：(02) 2518-5198

當父母罹癌時

照護、溝通、醫療、心理狀態……
40歲子女應該要懂的人生中場功課。

親ががんになったら読む本

HealthTree 健康樹 **系列**專用回函

系列：健康樹系列107
書名：當父母罹癌時

讀者資料（本資料只供出版社內部建檔及寄送必要書訊使用）：

1. 姓名：
2. 性別：□男　□女
3. 出生年月日：民國　　年　　月　　日（年齡：　　歲）
4. 教育程度：□大學以上　□大學　□專科　□高中（職）　□國中　□國小以下（含國小）
5. 聯絡地址：
6. 聯絡電話：
7. 電子郵件信箱：
8. 是否願意收到出版物相關資料：□願意　□不願意

購書資訊：

1. 您在哪裡購買本書？□金石堂（含金石堂網路書店）　□誠品　□何嘉仁　□博客來　□墊腳石　□其他：＿＿＿＿＿＿＿＿＿＿（請寫書店名稱）
2. 購買本書的日期是？＿＿＿年＿＿＿月＿＿＿日
3. 您從哪裡得到這本書的相關訊息？□報紙廣告　□雜誌　□電視　□廣播　□親朋好友告知　□逛書店看到　□別人送的　□網路上看到
4. 什麼原因讓你購買本書？□對主題感興趣　□被書名吸引才買的　□封面吸引人　□內容好，想買回去試看看　□其他：＿＿＿＿＿＿＿＿＿＿＿＿＿＿（請寫原因）
5. 看過書以後，您覺得本書的內容：□很好　□普通　□差強人意　□應再加強　□不夠充實
6. 對這本書的整體包裝設計，您覺得：□都很好　□封面吸引人，但內頁編排有待加強　□封面不夠吸引人，內頁編排很棒　□封面和內頁編排都有待加強　□封面和內頁編排都很差

寫下您對本書及出版社的建議：

1. 您最喜歡本書的哪一個特點？□健康養生　□包裝設計　□內容充實
2. 您最喜歡本書中的哪一個章節？原因是？

＿＿＿＿＿＿＿＿＿＿＿＿＿＿＿＿＿＿＿＿＿＿＿＿＿＿＿＿＿＿

＿＿＿＿＿＿＿＿＿＿＿＿＿＿＿＿＿＿＿＿＿＿＿＿＿＿＿＿＿＿

3. 您最想知道哪些關於健康、生活方面的資訊？

＿＿＿＿＿＿＿＿＿＿＿＿＿＿＿＿＿＿＿＿＿＿＿＿＿＿＿＿＿＿

＿＿＿＿＿＿＿＿＿＿＿＿＿＿＿＿＿＿＿＿＿＿＿＿＿＿＿＿＿＿

4. 未來您希望我們出版哪一類型的書籍？

＿＿＿＿＿＿＿＿＿＿＿＿＿＿＿＿＿＿＿＿＿＿＿＿＿＿＿＿＿＿

＿＿＿＿＿＿＿＿＿＿＿＿＿＿＿＿＿＿＿＿＿＿＿＿＿＿＿＿＿＿